健康中国行动

——文件解读——

健康中国行动推进委员会办公室　编

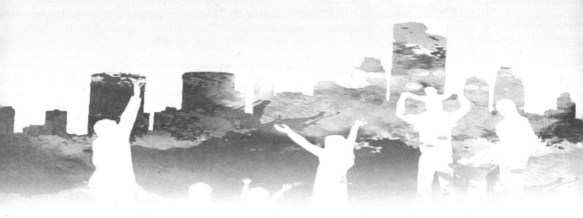

人民卫生出版社

图书在版编目（CIP）数据

健康中国行动文件解读/健康中国行动推进委员会
办公室编. —北京：人民卫生出版社，2019
ISBN 978-7-117-29207-8

Ⅰ.①健… Ⅱ.①健… Ⅲ.①医疗保健事业－文件－
注释－中国 Ⅳ.①R199.2

中国版本图书馆 CIP 数据核字（2019）第 250543 号

| 人卫智网 | www.ipmph.com | 医学教育、学术、考试、健康，购书智慧智能综合服务平台 |
| 人卫官网 | www.pmph.com | 人卫官方资讯发布平台 |

健康中国行动文件解读

编　　写：健康中国行动推进委员会办公室
出版发行：人民卫生出版社（中继线 010-59780011）
地　　址：北京市朝阳区潘家园南里 19 号
邮　　编：100021
E - mail：pmph @ pmph.com
购书热线：010-59787592　010-59787584　010-65264830
印　　刷：三河市国英印务有限公司
经　　销：新华书店
开　　本：710×1000　1/16　　印张：8
字　　数：100 千字
版　　次：2019 年 12 月第 1 版　2020 年 7 月第 1 版第 2 次印刷
标准书号：ISBN 978-7-117-29207-8
定　　价：29.00 元

打击盗版举报电话：010-59787491　E-mail：WQ @ pmph.com
质量问题联系电话：010-59787234　E-mail：zhiliang @ pmph.com

《健康中国行动文件解读》编写委员会

主　编 马晓伟

副主编 于学军

编　委（按姓氏笔画排序）

于世利	万丽君	王　欢	王　辰	王　斌	王秀峰
王建冬	王拥军	王登峰	毛群安	孔灵芝	厉彦虎
宁　光	乔　杰	刘　明	刘金峰	齐新杰	孙殿军
严丽萍	李中杰	李长宁	李新华	杨　汀	杨月欣
杨甫德	吴宗之	邱　汝	宋树立	张　晖	张　慧
张志强	陆　林	陈雪峰	陈博文	周宇辉	周晓农
郑　哲	胡盛寿	贺青华	秦　耕	桂　熠	贾伟平
陶　澍	常继乐	崔　钢	韩孟杰	雷正龙	解瑞谦
赫　捷	裴　广	廖文科	廖海江	樊泽民	魏文强

前　言

　　党中央、国务院高度重视人民健康。党的十八大以来，以习近平同志为核心的党中央坚持以人民为中心，把人民健康放在优先发展的战略地位，树立"大卫生、大健康"理念，提出了新时代卫生与健康工作方针，发布了《"健康中国 2030"规划纲要》，将健康中国上升为国家战略。经过不懈的努力，我国卫生健康事业获得了长足发展，人民健康水平持续提高。2018 年，我国人均预期寿命提高到 77.0 岁，居民主要健康指标总体已优于中高收入国家平均水平，为全面建成小康社会打下了坚实的健康根基。

　　然而，随着工业化、城镇化、人口老龄化进程加快，我国居民疾病谱正在发生变化，人民健康面临新的问题和挑战。一方面，肝炎、结核病、艾滋病等重大传染病防控形势仍然严峻，精神卫生、职业健康、地方病等问题不容忽视。另一方面，由于居民健康知识知晓率偏低，吸烟、酗酒、缺乏锻炼、不合理膳食等不健康生活方式比较普遍，由此引起的疾病问题日益突出。心脑血管疾病、癌症、慢性呼吸系统疾病、糖尿病等慢性病导致的死亡人数已经占到了总死亡人数的 88%，由此导致的疾病负担占疾病总负担的 70% 以上，严重危害人民健康。

　　吸烟、酗酒、缺乏锻炼、不合理膳食等不健康生活方式是可以改变的，主要健康危险因素是可防可控的。为积极有效应对当前突出的健康问题，我们的工作思路和方法也在转变，在继续深化医改，解决好群众看病难、看病贵的同时，要大力推进"以治病为中心"向"以人民健康为中心"转变，努力为人民群众提供全方位、全周期的健康保障，落实预防为主的工作方针，让每个人都承担起自己健康的第一责任，个人、家庭、社会和政府各方共同参与，将健康融入所有政策，人民共建共享。

2018年6月以来，国务院组建工作组，国家卫生健康委牵头，会同教育部、体育总局等30多个部门，组织相关领域的专家、学者，共同研究制定健康中国行动有关文件。2019年6月，国务院印发了《关于实施健康中国行动的意见》，明确了健康中国行动的指导思想、基本原则和总体目标，从全方位干预健康影响因素、维护全生命周期健康和防控重大疾病等三方面提出实施15项行动，并对组织实施作出部署。与此同时，为确保健康中国行动得到有效的落实，国务院办公厅同步印发了《健康中国行动组织实施和考核方案》，随后成立了健康中国行动推进委员会并印发《健康中国行动（2019—2030年）》。

国务院印发的《关于实施健康中国行动的意见》以及相关配套文件，提出了健康中国行动到2022年和2030年的总体目标，明确实施15项专项行动，分为三大板块，第一板块有6项行动，从健康知识普及、合理膳食、全民健身、控烟、心理健康、健康环境等方面综合施策，全方位干预健康影响因素；第二板块有4项行动，关注妇幼、中小学生、劳动者以及老年人等重点人群，维护全生命周期健康；第三板块有5项行动，针对心脑血管疾病、癌症、慢性呼吸系统疾病、糖尿病四类慢性病，以及传染病、地方病，加强重大疾病防控。

每项专项行动都有目标、有指标、有路径，不仅有政府的具体任务，还有对社会和公众的健康建议，通过通俗易懂的形式把健康中国战略的理念和要求融入人民群众日常生产生活的方方面面，为个人、家庭、社会和政府参与健康中国行动，为实现从"以治病为中心"转向"以人民健康为中心"提供了有效抓手。

　　本书以国务院新闻办公室召开的健康中国行动政策吹风会、健康中国行动推进委员会办公室召开的 15 项专项行动系列新闻发布会的散发材料和答记者问为主要内容，分"健康中国行动总体情况"和"专项行动相关情况"两篇，从"重点解读"和"热点问答"两个方面，系统介绍了健康中国行动出台的背景、意义和内容要点，以及各专项行动的设置原因和主要举措，回答了大家共同关注的问题，为关心和参与健康中国行动的社会各界人士提供参考。

健康中国行动推进委员会办公室

2019 年 11 月

目　录

上篇　健康中国行动总体情况

下篇　专项行动相关情况

上篇
健康中国行动总体情况

一、重点解读

经党中央同意，国务院印发了《关于实施健康中国行动的意见》（以下简称《意见》），国务院办公厅印发了《健康中国行动组织实施和考核方案》（以下简称《实施和考核方案》），国务院成立健康中国行动推进委员会（以下简称推进委员会）并印发《健康中国行动（2019—2030年）》（以下简称《健康中国行动》）。

1. 文件出台的意义

为积极有效应对当前突出的健康问题，2018年6月以来，国务院组建工作组，国家卫生健康委牵头，会同教育部、体育总局等30多个部门专题研究人民群众健康需求，研究制定健康中国行动有关文件，突出体现习近平总书记强调的把"以治病为中心"转变为"以人民健康为中心"的思想，旨在推动转变理念，落实预防为主，加强疾病预防和健康促进，让每个人承担起自己健康的第一责任，动员各方共同参与，普及健康知识，加强早期干预，延长健康寿命。

一是贯彻落实党的十九大精神，推动实施健康中国战略的必然要求。人民健康是民族昌盛和国家富强的重要标志。党中央、国务院高度重视人民健康，2016年发布《"健康中国2030"规划纲要》（以下简称《规划纲要》），提出了健康中国建设的目标和任务。习近平总书记在党的十九大报告中提出实施健康中国战略，并多次强调要贯彻预防为主方针，坚持防治结合、联防联控、群防群控，努力为人民群众提供全生命周期的卫生与健康服务。李克强总理多次对实施健康中国战略提出明确要求，强调要针对健康影响因素，加大干预力度，抓好预防保健，并在 2019 年《政府工作报告》中对有关工作作出部署。孙春兰副总理多次专题研究，作出工作安排。

二是落实预防为主方针，统筹解决当前人民健康突出问题的要求。新中国成立特别是党的十八大以来，各有关部门通力合作，各地积极推进，我国卫生健康事业获得了长足发展，人民健康水平持续提高，居民主要健康指标总体已优于中高收入国家平均水平。2018 年，我国人均预期寿命提高到 77.0 岁，婴儿死亡率下降到 6.1‰，孕产妇死亡率下降到 18.3/10 万，主要健康危险因素得到初步控制。

但是，也要看到人民健康还面临新的挑战，心脑血管疾病、癌症、慢性呼吸系统疾病、糖尿病等四类慢性病严重危害人民健康。随着工业化、城镇化、人口老龄化进程加快，我国居民生产生活方式和疾病谱不断发生变化。居民健康知识知晓率偏低，吸烟、酗酒、缺乏锻炼、不合理膳食等不健康生活方式比较普遍，由此引起的疾病问题日益突出。全国现有高血压患者 2.7 亿、脑卒中患者 1 300 万、冠心病患者 1 100 万；糖尿病患者超过 9 700 万；慢阻肺患者近 1 亿；每年新发癌症病例约 380 万，总体癌症发病率平均每年上升 3.9% 左右。慢性疾病导致的死亡人数占总死亡人数的 88%，导致的疾病负担占疾病总负担的 70% 以上。肝炎、结核病、艾滋病等重大传染病防控形势仍然严峻，精神卫生、职业健康、地方病等方面的问题不容忽视。此外，一些重点人群有着亟待解决的健康问题，如出生缺陷和儿童早期发展问题、中小学生的近视和肥胖问题、老年人的慢性病问题等。

三是顺应国际趋势，履行国际承诺的重大举措。从国际上看，聚焦一段时期内影响健康的重大疾病和突出问题，制订实施疾病预防和健康促进的中长期行动纲领，是国际社会的通行做法。美国政府已连续制订并实施了四个"国民健康"行动，日本政府陆续实施三次增进国民健康十年计划。从国际卫生与健康发展趋势看，健康已经处于人类发展的突出位置，既是国家软实力的重要组成部分，也是全球发展议程的重要内容。顺应国际趋势，积极参与全球健康发展新变革，发挥我国政治优势和制度优势，继承和发扬爱国卫生运动优良传统，需要实施新时期全民健康促进行动，向全世界展示健康促进的中国方案，为全球健康促进贡献中国智慧。

所以说实施健康中国行动，从当前讲是为人民谋幸福、谋健康，从长远讲是为民族谋复兴。

2. 文件主要内容

《意见》明确了健康中国行动的指导思想、基本原则和总体目标，从全方位干预健康影响因素、维护全生命周期健康和防控重大疾病等三方面提出实施 15 项行动，并对组织实施做出部署。《健康中国行动》是《意见》中提出的 15 项行动的目标、指标、任务和职责分工的具体细化。

一是转变理念，全方位、全周期保障人民健康。《意见》提出，健康中国行动坚持以人民为中心，坚持改革创新，贯彻新时代卫生与健康工作方针，强化政府、社会、个人责任，加快推动卫生健康工作理念、服务方式从"以治病为中心"转向"以人民健康为中心"。政府要完善健康服务体系，做好慢性病管理和疫苗接种，充分发挥中医药治未病优势，为人民群众提供全方位、全周期健康服务。行业协会、学校、医院、企业、社区等要开展科普宣传，增加健康产品和服务供给，组织群众性体育健身活动，营造良好社会环境。家庭健康是全民健康的基础，个人是自己健康第一责任人，要养成符合家庭特点和自身实际的健康生活方式。建立健全健康教育体系，普及健康知识，引导群众建立正确健康观，加强早期干预，形成有利于健康的生活方式、生态环境和社会环境，延长健康寿命，为全方位、全周期保障人民健康和建设健康中国奠定坚实基础。

健康中国行动坚持"普及知识、提升素养，自主自律、健康生活，早期干预、完善服务，全民参与、共建共享"的基本原则，注重从源头预防和控制疾病，聚焦当前影响人民群众健康的主要问题和重点疾病，突出健康促进和动员倡导。

二是一以贯之，实施十年全民疾病预防和健康促进行动。《意见》是国家层面指导未来十余年疾病预防和健康促进的文件，分别提出了健康中国行动到2022年和2030年的总体目标。到2022年，健康促进政策体系基本建立，全民健康素养水平稳步提高，健康生活方式加快推广，重大慢性病发病率上升趋势得到遏制，重点传染病、严重精神障碍、地方病、职业病得到有效防控，致残和死亡风险逐步降低，重点人群健康状况显著改善。到2030年，全民健康素养水平大幅提升，健康生活方式基本普及，居民主要健康影响因素得到有效控制，因重大慢性病导致的过早死亡率明显降低，人均健康预期寿命得到较大提高，居民主要健康指标水平进入高收入国家行列，健康公平基本实现。

三是靶向施策，明确实施15项专项行动。《意见》从健康知识普及、合理膳食、全民健身、控烟、心理健康等方面综合施策，全方位干预健康影响因素；《意见》关注妇幼、中小学生、劳动者、老年人等重点人群，维护全生命周期健康；《意见》针对心脑血管疾病、癌症、慢性呼吸系统疾病、糖尿病四类慢性病以及传染病、地方病，加强重大疾病防控。有关专项行动也对残疾预防和康复服务、贫困地区居民健康促进提出了相关措施。

《健康中国行动》细化落实了15项专项行动，共提出124项主要指标，包括结果性指标（36个）、个人和社会倡导性指标（48个）、政府工作指标（40个）。124项指标中，大部分指标（113个，91%）

是预期性（65个）和倡导性（48个）的指标，约束性指标（11个）基本都纳入考核方案。在这些指标的选择和确定过程中，相关部门和地方及有关专家对指标的科学性、可行性都作了充分的研究和论证。

每项专项行动都有目标、有指标、有路径，不仅有政府的具体任务，还有对社会和公众的健康建议，把健康中国战略的理念和要求融入人民群众日常生产、生活的方方面面，为实现从"以治病为中心"转向"以人民健康为中心"提供了有效抓手。通过政府、社会、家庭、个人的共同努力，努力促进人民群众不生病、少生病，延长健康寿命，提高生活质量。

3. 文件的贯彻落实

为确保《意见》和《健康中国行动》有效实施，国务院办公厅同步印发了《实施和考核方案》，从建立健全组织架构、加强监测评估、做好考核工作三个方面提出了具体要求。国家层面依托全国爱国卫生运动委员会成立推进委员会及其组织架构和工作机制，明确了监测和考核的主体、内容和结果运用，确保健康中国行动高效有序推进落实。

一是建立健全组织架构。依托全国爱国卫生运动委员会，成立推进委员会。负责制定印发《健康中国行动》，统筹推进组织实施、监测和考核相关工作。推进委员会主任由国务院分管领导同志担任，推进委员会办公室设在国家卫生健康委，推进委员会设立专家咨询委员会，下设各专项行动工作组。要求各有关部门积极研究实施健康中国战略的重大问题，及时制定落实《健康中国行动》的具体政策措施，提出年度任务建议并按照部署抓好工作落实，做好《健康中国行动》的宣传解读。

二是要加强监测评估。监测评估工作由推进委员会统筹领导，各专项行动工作组负责具体组织实施，以现有统计数据为基础，依托互联网和大数据，对主要指标、重点任务的实施进度进行监测。推进委员会办公室组织形成总体监测评估报告，经推进委员会同意后上报国务院，适时发布监测评估报告。

三是要做好考核工作。考核工作由推进委员会统筹领导，推进委员会办公室负责具体组织实施，专家咨询委员会提供技术支撑。围绕健康中国建设主要目标任务要求，建立相对稳定的考核指标框架。将主要健康指标纳入各级党委、政府绩效考核指标，综合考核结果经推进委员会审定后通报，作为各省（自治区、直辖市）、各相关部门党政领导班子和领导干部综合考核评价、干部奖惩使用的重要参考。

健康中国行动在新中国成立70周年的重要时间节点启动，是一个为期十余年的中长期行动，持续推动"以治病为中心"转变为"以人民健康为中心"，全面落实《规划纲要》中疾病预防和健康促进有关的重点任务。如果说《规划纲要》是实施健康中国战略的纲领，那么《意见》和《健康中国行动》则分别是实施健康中国战略的"路线图"和"施工图"。

实施好健康中国行动，将进一步释放健康红利，促进经济社会协调发展，为全面建成小康社会和建设社会主义现代化国家奠定更坚实的健康基础。健康中国行动推进委员会办公室认真贯彻落实党中央、国务院决策部署，指导各地结合实际及时制订实施方案，细化各专项行动工作举措，并加强督导检查和跟踪分析，持之以恒，久久为功，推进健康中国建设，努力使群众不生病、少生病，共建共享健康生活。

二、热点问答

1. 健康中国行动和《"健康中国2030"规划纲要》之间的关系是什么

2016年党中央、国务院公布了《"健康中国2030"规划纲要》，这是我国首次公布健康领域中长期的规划。这个规划中，明确了我国在卫生健康方面的宏伟蓝图和行动纲领，以共建共享、全民健康为目标，以普及健康生活方式、优化健康服务、完善健康保障、建设健康环境、发展健康产业为重点，全方位、全生命周期维护和保障人民的健康。应该说《规划纲要》实施以来，全社会"大卫生、大健康"的意识不断增强，公众自我保健的意识也不断增强。

如果说《规划纲要》是一个总纲的话，这次实施的健康中国行动就是推进健康中国建设的一个"路线图"和"施工图"。健康中国行动相关文件中吸收了《规划纲要》相关内容，像慢性病和健康促进专题规划的内容，达到了与其他相关规划内容的衔接和整合。应该说，理解好健康中国行动还需要进一步学习健康中国建设和《规划纲要》所规定的内容。同时通过健康中国行动设计的内容，达到全社会动员来共同实现全民共建共享健康中国的目的。

2. 健康中国行动有关文件之间的关系是什么

国务院印发的《关于实施健康中国行动的意见》、国务院办公厅印发的《健康中国行动组织实施和考核方案》和健康中国行动推进委员会印发的《健康中国行动（2019—2030年）》三个文件组成了健康中国行动总的系列文件。

《关于实施健康中国行动的意见》是这三个文件的核心，它明确指出了这次行动的指导思想、主要原则以及主要内容，还包括组织实施的要求。《健康中国行动组织实施和考核方案》是为了保证《关于实施健康中国行动的意见》能够得到进一步组织落实。《健康中国行动（2019—2030年）》由健康中国行动推进委员会发布，是15项具体的行动，实际上就是把《关于实施健康中国行动的意见》中所提出的针对主要健康危险因素、重点关注人群和重大疾病这三个方面列出的15项专项行动进行细化，明确了每一项行动的着眼点，怎样推动，政府、社会、家庭、个人在这项行动中怎样形成一个组合拳，达到实施效果。

3. 同步印发《健康中国行动组织实施和考核方案》是出于什么样的考虑

推进健康中国建设是我们党对人民的郑重承诺。健康中国行动作为"施工图"和"路线图",着重关注怎样把具体的任务落实好,把想法、理念、要求变成现实。为了确保健康中国行动能够得到很好的落实,国务院在印发《关于实施健康中国行动的意见》以及相关配套文件的同时,也同步印发了《健康中国行动组织实施和考核方案》,可以看到党中央、国务院对推进健康中国行动的力度和狠抓落实的决心和态度。各级党委和政府要把这项重大的民心工程摆上重要日程,强化责任担当,狠抓推动落实。

4. 健康中国行动与以往的宣传倡导行动相比有哪些突出的特点和优势

实施健康中国行动,与以往不同的是,这不仅仅是要开展健康的宣传倡导,还聚焦当前人民群众面临的主要健康问题和影响因素,开展 15 项专项行动,也就是说,不仅有宣传动员,还有个人、家庭、社会、政府多个层面协同推进的实际行动,具体说,其特点可以概括为实现"四个转变":

一是在定位上,从"以治病为中心"向"以人民健康为中心"转变。全方位聚焦影响人民健康的主要因素,包括生活行为方式、生产生活环境和医疗卫生服务问题,针对重点疾病、重点人群及不同生命周期所面临的突出健康问题,提出明确的建议,做出系统的安排。

二是在策略上,从注重"治已病"向注重"治未病"转变。注重根据不同人群的特点有针对性地做好健康促进和教育,通过行动实施,努力使每个人都能够了解必备的核心健康知识与技能,把"每个人是自己健康第一责任人"的理念落到实处,形成自主自律的健康生活方式,努力使群众不生病、少生病,提高生活质量。

三是在主体上,从依靠卫生健康系统向社会整体联动转变。

坚持"大卫生、大健康"理念，从供给侧和需求侧两端发力。每一个行动都有具体的目标，个人、家庭、社会、政府各方面都有自己明确的任务，就是要强化部门协作，把健康融入所有政策，调动全社会的积极性和创造性，掀起健康中国建设热潮，努力实现"政府牵头、社会参与、家庭支持、个人负责"的健康中国实践的格局。

四是在行动上，努力从宣传倡导向全民参与、个人行动转变。《健康中国行动》以全社会公众为主要对象，围绕重点健康危险因素、重点疾病、重点人群，不但要倡导政府、社会、家庭和个人共担健康责任，而且要动员全社会行动起来，全民参与、共担责任、共享健康成果，就像爱国卫生运动针对传染病预防控制所采取的措施那样，开展一场针对慢性病和重点传染病的新时代群众性卫生健康革命。

下篇
专项行动相关情况

一、健康知识普及行动

（一）重点解读

《国务院关于实施健康中国行动的意见》指出，把提升健康素养作为增进全民健康的前提，要让健康知识行为和技能成为全民普遍具备的素质和能力，并且将健康知识普及行动作为 15 项行动中的第一项。

健康知识普及行动主要包括行动目标、个人和家庭行动、社会和政府行动三个方面的主要内容，可以简化为"1，2，7，7"来概括。

"1"是指一项结果性指标。把居民健康素养水平作为健康知识普及行动效果的指标，目的就是提高公民的健康素养水平。普及健康知识，提高全民健康素养水平是提高全民健康水平最根本、最经济、最有效的措施之一。当前我国居民的健康素养水平和过去相比已经有了比较大的提升，但健康素养水平仍然不高，还有很大的提升空间。2018 年居民健康素养监测水平表示，全国平均值是 17.06%，行动目标规定，到 2022 年和 2030 年，全国居民健康素养水平要分别不低于 22% 和 30%，并且对其中的基本知识和理念素养水平、健康生活方式和行为素养水平、基本技能素养水平又都分别有相应的目标要求。

"2"是指两项约束性指标：一是建立并完善国家级、省级两级健康科普专家库和国家级健康科普资源库，构建健康科普知识发布和传播机制；二是建立医疗机构和医务人员开展健康教育和健康促进的绩效考核机制。

第一个"7"是个人和家庭的七方面行动。

一是正确认识健康，通过健康知识普及行动，通过广泛的宣传，把"每个人是自己健康第一责任人"这个理念牢牢地树立在人们心里。每个人是自己健康第一责任人，要理解生命的自然规律和医疗技术的局限性，尊重医学和医务人员，共同应对健康问题。

二是养成健康文明的生活方式，要注重饮食有节、起居有常、动静结合、心态平和、讲究卫生，积极参加对健康有益的文体活动和社会活动。

三是关注健康信息，要积极主动地获取健康信息，而且要提高理解、甄别和应用健康信息的能力。如何去甄别、理解？怎么去正确使用？这都是健康素养的重要内容。政府部门要使公众能够选择从正规途径获取健康知识。

四是掌握必备的健康技能，包括在平时和紧急时刻所需要掌握的健康技能。

五是科学就医，早诊断、早治疗，选择合适的医疗机构就医，不相信"神医""神药"。

六是合理用药，遵医嘱，按时、按量使用药物。

七是营造健康家庭环境，家庭成员要主动学习健康知识，成员之间要互相提醒、互相帮助，邻里要和睦。

第二个"7"是社会和政府的七方面行动。

一是建立并完善"健康科普两库一机制"。媒体要从相应的专家库中选择邀请专家来参加健康科普活动，加强对健康教育内容的指导和监督，对于出现问题较多的健康信息平台，要依法依规，勒令整改，直至关停。但目标不是关停，而是希望通过有效的监督、整改，让这些平台都能对传播健康知识发挥积极、科学、准确、正面的作用。对于科学性强、传播效果好的健康信息要予以推广，对于传播范围广、对公众健康危害大的虚假信息坚决予以澄清和纠正。

二是医务人员掌握与岗位相适应的健康科普知识，并且在诊疗活动中能够主动去提供健康指导。

三是建立鼓励医疗卫生机构和医务人员开展健康促进与教育的激励约束机制，调动医务人员参与健康促进与教育工作的积极性。

四是鼓励扶持中央广电总台和各级电视台、电台在条件成熟的情况下开办优质健康科普节目，报刊要推出一批健康专栏，在各媒体平台上，推动互联网＋精准健康科普。

五是动员更多的社会力量参与健康知识普及工作，鼓励卫生健康行业学会、协会、社区和单位组织健康传播活动。

六是开发推广健康适宜技术和支持工具，鼓励研发和推广健康管理类、人工智能和可穿戴设备，运用健康大数据提高大众自我健康管理能力。

七是开展健康促进县区建设。2014 年以来，以县区作为一个小细胞，推进将健康融入所有政策的工作，在全国各地受到了广泛的欢迎，甚至很多贫困地区都积极参与到健康促进县区的建设中来。

（二）热点问答

1. 实施健康知识普及行动的背景是什么

当前，我国居民健康素养水平总体仍比较低。2018 年居民健康素养水平只有 17.06%，城乡居民关于预防疾病、早期发现、紧急救援、及时就医、合理用药、应急避险等维护健康的知识和技能比较缺乏，不健康生活方式比较普遍。普及健康知识，提高全民健康素养水平，是提高全民健康水平最根本、最经济、最有效的措施之一。通过权威健康知识的普及，向公众倡导健康生活方式，引导树立正确健康理念，帮助居民提高自我健康管理能力和健康水平。

2. 在推进健康知识普及行动之前，国家卫生健康委在健康科普工作方面有哪些经验和工作亮点

国家卫生健康委一直高度重视健康科普工作。之前，从供给侧角度出发印发了《关于加强健康教育信息服务管理的通知》，要求各级卫生健康行政部门做好本地的健康教育规划统筹，建立健全相关的工作机制，要采取切实可行的措施鼓励卫生健康机构和人员积极开展各种形式的健康教育。从政策和环境支持上，努力为专业人员加强对公众的科普营造一个良好的氛围。例如，山西省卫生健康委在2017年把撰写科普文章纳入全省卫生系列高级专业技术职务任职资格评审，并作为业绩与成果具体量化的条件之一。2018年山西省继续将撰写科普文章纳入全省卫生系列高级专业技术职务任职资格评审，旨在从政策上推进健康科普，充分发挥医护人员的专业作用，进一步鼓励更多的医疗专业人员投入到健康科普工作中，让广大医务工作者担负起全民健康科普的责任。

除了制定健康科普相关政策文件以外，国家卫生健康委还组织开展了多种健康科普活动。2018年，国家卫生健康委联合科技部、中国科协举办了首届新时代健康科普作品征集大赛，大赛得到了各地各部门的积极响应，收集了一大批优秀健康科普作品。在2018年大赛的基础上，2019年继续联合两部门开展了新时代健康科普作品征集大赛，作品推荐主题涵盖老年、妇女、儿童青少年常见疾病防治，慢性病、传染病、职业病、地方病防治等。技术支持单位包括国家级医疗中心和专业的学会、协会。截至2019年9月，各类健康科普作品已经完成收集和评选工作。其中共收集图文、音频、视频、网络账号各类作品6 000余件，在健康中国App上点赞7万余人次；投票近14万次；阅读量近亿次。大赛的主力军主要是医疗机构和医务人员。另外，2019 年大赛设置了多种类别的作品形式，包括讲解和舞台剧类、音频类、App 和小程序类等，目的就是要充分发挥新媒体在健康科普中的优势。

国家卫生健康委对青少年的健康问题也非常关注，在 2018 年发布《中国青少年健康教育核心信息》的基础上，2019 年重点聚焦儿童青少年预防近视健康教育，联合教育部门走进小学和幼儿园开展国家级示范活动，邀请权威眼科医疗机构走进学校，著名眼科专家亲临现场为家长、学生和老师普及预防近视知识；举办首届儿童青少年预防近视健康教育分论坛，邀请多名国内知名眼科医院院长、媒体代表、健康教育工作者及学校代表分别从医院健康教育、媒体传播、健康科普机制、学校健康教育、社会倡导等角度，向全社会介绍儿童青少年预防近视健康教育进展情况及经验，呼吁公众关注儿童青少年近视问题。

同时，为提升贫困地区居民健康素养水平，2018 年国家卫生健康委联合国务院扶贫办印发了《贫困地区健康促进三年攻坚行动方案》，提出了五项重点行动，其中包括健康教育进乡村、健康教育进家庭、健康教育进学校，打造群众身边的和群众欢迎的健康教育阵地，培养基层健康教育骨干力量等。国家卫生健康委组织专家开发了针对贫困地区居民常见病、多发病的健康教育处方等供基层使用，充分发挥健康教育和健康科普在脱贫攻坚中的积极作用。

3. 如何实现全国居民健康素养水平到 2022 年和 2030 年分别不低于 22% 和 30% 的目标

居民健康素养水平是《"健康中国 2030"规划纲要》中 13 个主要指标之一。健康素养是指个人获取、理解、处理基本的健康信息和服务，并利用这些信息和服务，做出有利于提高和维护自身健康决策的能力。在国家卫生健康委指导下，中国健康教育中心组织专家研究制订了我国居民健康素养评价指标体系，包含基本知识和理念、健康生活方式与行为、基本技能 3 个维度，涵盖了科学健康观、传染病防治、慢性病防治、安全与急救、基本医疗、健康信息获取与利用 6 个方面的内容。

党和政府高度重视人民群众健康素养促进工作。国家卫生健康委认真落实中央部署，近年来，尤其是党的十八大以来，修订发布了《中国公民健康素养——基本知识与技能（2015 年版）》；每年实施城乡居民健康素养监测；和相关部门密切协作，积极采取健康素养促进措施。我国城乡居民健康素养水平由 2012 年的 8.80% 提高到 2018 年的 17.06%。

健康中国行动的启动和实施，为提高全民健康素养水平做出了进一步制度安排；健康中国行动推进委员会的建立强化了多部门协作，新时代党的卫生与健康工作方针将得到进一步深入贯彻；随着健康中国行动中重大项目和工作措施落实，卫生健康等专业机构以及相关社会组织的优势将得到进一步发挥；社会各界对卫生健康工作关注度必将越来越高，媒体参与性和人民群众作为个人健康第一责任人的意识也将不断增强，人民群众主动获取健康知识、自觉践行健康生活方式的氛围将更加浓厚。随着上述政策和措施的落实，可以预期，我国居民健康素养水平将持续稳步提升，达到既定目标。

4. 如何建立并完善国家级健康科普专家库和资源库

在国家级健康科普专家库建设方面，将在健康中国行动推进委员会领导下，广泛动员社会参与，请相关部门、卫生健康系统专业技术机构、行业学会协会、医疗机构等单位分批推荐不同专业领域专家，从专业技术水平、社会影响力、健康科普经验等方面开展遴选，共同组成国家级健康科普专家库。专家库成员将以健康中国 15 项专项行动所涉及的专业领域专家为主，同时尽可能涵盖卫生健康其他专业领域，以满足群众多样化的健康知识需求和媒体采访需要。同步出台国家健康科普专家库管理办法，依托中国健康教育中心等专业机构进行日常管理，不断完善专家库。充分使用好专家库资源，组织专家开展健康科普培训和活动、制作审核健康科普信息、回应社会热点等健康科普工作。在国家级健康科普资源库建设方面，将充分发挥专业技术机构、社会组织、医疗机构、媒体等多方面社会力量，共同打造健康科普平台。制订资源库建设和管理相关规定，明确入库、审核、发布等具体规则和流程。根据需要，有针对性地开发健康科普材料和有计划地组织征集相关机构开发的优秀健康科普作品，经专家评审后，纳入资源库，供社会和个人使用。

5. 行业学（协）会、专业机构、医疗机构在"健康知识普及行动"中应该发挥哪些作用

卫生健康的行业学（协）会、专业机构、医疗机构的健康科普专家们应该充分发挥自己专业技术优势，创作一批人民群众喜闻乐见、通俗易懂的健康科普作品。只有听得进、听得懂的健康科普作品，才能被更好地传播，才能起到普及健康知识、提升健康素养的作用。同时，要积极参与到健康知识普及行动中来，齐心协力，打造健康科普最强音，传播权威健康知识，引导人民养成健康生活方式。

具体来说，应该从以下几个方面开展工作：

一是加强健康科普队伍建设。为致力于健康知识传播的卫生健康机构和人员提供便利条件，培养健康科普工作"后备军"。

二是完善和规范健康科普工作机制。认真研究现阶段健康科普工作的难点、痛点，配合健康科普行政部门共同推进健康科普工作制度化，构建健康科普作品发布、传播和激励机制，从而调动健康科普工作人员积极性。

三是发出健康科普权威"声音"。让好听、好看、好记、好用的权威健康知识植根每个公众的脑海，这就需要通过不同类型的媒体渠道将权威、科学、生动、有趣的健康知识进行广泛传播，一起

打压遏制虚假健康科普信息，让群众能够通过多种宣传渠道了解并学习到与自身健康切实相关的知识技能，进而提高群众的自我健康意识和健康素养水平。

健康知识普及行动不但涉及政府、社会责任，还包括家庭及个人，每个人都要树立"自己是健康第一责任人"的意识，要正确认识自身的健康问题，包括身体健康、心理健康和良好的社会适应能力。每个人都应该主动去学习健康知识，养成健康生活方式。生活中要注重饮食有节、起居有常、动静结合、心态平和，学会并能熟练掌握一些必备的健康技能，来共同营造一个健康家庭环境。

虽然近年来飞速发展的科学技术给人类健康和疾病治愈带来更多的可能，但还是要把思想从"治已病"向"治未病"方向转变，要加大对健康知识的普及力度，增强群众的防病意识，最终使群众不生病、少生病，提高生活质量，延长健康寿命。同时，要认识到一旦得病一定要科学就医、理性就医，要学会尊重医学和医务人员，树立正确的生命观和医学观。

二、合理膳食行动

（一）重点解读

《国务院关于实施健康中国行动的意见》明确指出，合理膳食是健康的基础。研究表明，不合理膳食行为，特别是高盐、高油、高糖摄入是影响人群健康的主要危险因素，不合理膳食行为会导致肥胖、糖尿病、高血压、脑卒中、冠心病等疾病的发生发展。

针对我国国民的这些健康隐患，《关于实施健康中国行动的意见》提出了合理膳食行动。该行动明确指出，合理膳食行动是要针对全人群加强营养和膳食指导；重点鼓励全社会减盐、减油、减糖，包括食品产业、企事业单位集体食堂、家庭；要求政府部门制定并实施相关法规标准，推动合理膳食，特别是减盐、减油、减糖；同时还提出了"到 2022 年和 2030 年，成人肥胖增长率持续减缓，成人脂肪供能比下降到 32% 和 30%"的指标。《健康中国行动（2019—2030 年）》提倡人均每日食盐摄入量不高于 5g，成人人均每日食用油摄入量不高于 25～30g，人均每日添加糖摄入量不高于 25g，蔬菜和水果每日摄入量不低于 500g，每日摄入食物种类不少于 12 种，每周不少于 25 种。

合理膳食行动在行动目标、主要指标以及具体行动内容上，聚焦当前人民群众面临的主要营养健康问题和不合理膳食行为，对"为什么要合理膳食，什么是合理膳食，怎么做才是合理膳食"，分别从政府、社会、家庭个人 3 个层面提出了相应的要求，而且特别突出了个人对自己的合理膳食应当负责的理念，呼吁每一位老百姓都要行动起来。

针对主要问题和重点人群，合理膳食专项行动分别提出了相应的要求：

一是针对超重和肥胖人群、贫血与消瘦等营养不良人群、孕妇和婴幼儿等特定人群，分别给出了具体的膳食指导建议和目标。

二是针对目前我国居民盐、油、糖摄入过高，儿童青少年过多饮用含糖饮料等突出问题，提出了"减盐、减油、减糖"的具体要求：①政府制定并实施相关标准，严格管控食品营养标签标识；②加强对全社会的科普宣教与指导；③鼓励和引导食品产业的营养转型，创建和评比"健康餐厅""健康食堂""营养学校"，制定和实施集体供餐营养操作规范；④重点指导家庭少盐、少油、少糖的消费行为和家庭饮食制作，在家庭推广使用限盐勺、限油壶等合理膳食健康小工具。

三是充分发挥各类专业队伍的作用，研究制定实施营养师制度，在幼儿园、学校、养老机构、医院等集体供餐单位配备营养师，在社区配备营养指导员，充分发挥医疗机构和医生的作用，进一步加强临床营养工作。

健康中国行动中的合理膳食行动与 2017 年国务院发布的《国民营养计划（2017—2030 年）》一起，将是国家层面指导未来十余年我国营养和合理膳食工作的重要文件，国家卫生健康委将充分调动全社会的积极性和创造性，不断塑造和完善我国国民的合理膳食行为，为全面实施健康中国战略，提高我国国民的健康水平不懈努力。

（二）热点问答

1. 目前我国居民突出的营养问题是什么

近年来，我国居民营养健康状况明显改善，但仍面临营养不足与过剩并存、营养相关疾病多发等问题。2012 年调查显示，我国居民人均每日食盐摄入量为 10.5g（世界卫生组织推荐值为 5g）；居民家庭人均每日食用油摄入量为 42.1g[《中国居民膳食指南》（以下简称《膳食指南》）推荐标准为每天 25～30g]；居民膳食脂肪提供能量比例达到 32.9%（《膳食指南》推荐值上限为 30.0%）。目前我国人均每日添加糖（主要为蔗糖即"白糖""红糖"等）摄入量约 30g，其中儿童、青少年摄入量问题值得高度关注。2014 年调查显示，3～17 岁常喝饮料的儿童、青少年，仅从饮料中摄入的添加糖提供的能量就超过总能量的 5%，城市儿童远远高于农村儿童，且呈上升趋势（世界卫生组织推荐人均每日添加糖摄入低于总能量的 10%，并鼓励控制到 5% 以下或不超过 25g）。由此带来的超重肥胖问题也日渐突出，2012 年全国 18 岁及以上成人超重率为 30.1%，肥胖率为 11.9%，与 2002 年相比分别增长了 32.0% 和 67.6%；6～17 岁儿童青少年超重率为 9.6%，肥胖率为 6.4%，与 2002 年相比分别增加了 1 倍和 2 倍。与此同时，2010—2012 年，我国成人营养不良率为 6%；2013 年，5 岁以下儿童生长迟缓率为

8.1%,孕妇、儿童、老年人群贫血率仍较高,钙、铁、维生素 A、维生素 D 等微量营养素缺乏依然存在,膳食纤维摄入明显不足。

2. 在完善食品营养标准体系建设方面,国家卫生健康委以往的举措有哪些,取得什么效果

国家卫生健康委依法履职,不断完善营养健康标准体系建设,建立了包括基础类、标签标识类、产品类、生产规范和评价方法五大类营养标准体系,其中多项标准均与居民合理膳食密切相关。在营养健康标准管理方面,一是完善强制性食品安全国家标准,我国已于 2013 年开始实施《预包装食品营养标签通则》(GB 28050—2011),规定预包装食品须标示出钠的含量,如钠含量较低并符合要求,可在标签上标示"无或不含钠(盐)""低钠(盐)""极低钠(盐)"等声称,方便消费者正确选择钠(盐)少的预包装食品。目前正在对该标准作进一步修订,拟鼓励食品生产企业在食品包装正面以更加简明突出的形式标示出包括钠在内的营养素名称和含量,以帮助消费者了解食品所含营养成分。二是加强人群营养卫生行业标准建设,在针对特定人群发布的《高血压患者膳食指导》(WS/T 430—2013)、《学生餐营养指南》(WS/T 554—2017)、《老年人膳食指导》(WS/T 556—2017)等标准中,明确提出了"控油限盐"的要求,建议每人每天食盐摄入量不超过 6g。

在指导食品企业生产方面,2018 年国家卫生健康委委托中国营养学会制定了《中国食品工业减盐指南》,综合了各国减盐措施以及工业界减盐经验,按类别提出了中国食品工业减盐基本原则、目标、技术程序和研究需求,是可操作的技术实施指南。食品企业可参照同类食品钠含量的平均水平和分布状况,通过改善工艺、口味调节等多种技术减少钠盐用量,达到行业整体下调盐的用量、实现全民减盐的目标。

3. 国家将采取哪些措施继续推进食品营养标准体系建设

2019 年国家卫生健康委将围绕"减少国民食盐摄入"这一目

标，进一步完善营养健康标准体系，制订《预包装食品营养正面标识指南》《餐饮食品营养标识指南》等标准，鼓励对加工食品和餐饮食品中主要营养成分（例如钠或盐）及含量科学标示，指导公众合理选择消费食品；制订《健康食堂评价标准》《健康餐厅评价标准》等标准，加强集体供餐单位营养管理，营造健康支持环境；制订《食品工业减盐、减油、减糖应用指南》，引导食品工业持续减少食盐使用，推动营养健康化转型。

4．健康中国行动中提出要全面推动实施《国民营养计划（2017—2030年）》，目前有哪些进展

为贯彻落实国务院办公厅《国民营养计划（2017—2030年）》（以下简称《计划》），国家卫生健康委牵头组织制定了《计划》的各部门分工实施方案和委内分工实施方案，分别于2017年10月20日和12月21日正式印发。按照《计划》关于"研究建立各级国民营养健康指导委员会"的要求，2019年2月，由国家卫生健康委会同17个相关部门组建了国家层面的国民营养健康指导委员会，制定了《国民营养健康指导委员会工作规则》，建立了营养工作的多部门合作机制，地方政府也陆续建立各级营养健康指导委员会，加强对实施《计划》的领导、协调和指导，强化了营养工作的顶层设计与统筹规划，切实推进国民营养健康工作的全面开展。

为推动《计划》的开展和工作落实，国家卫生健康委牵头组织制订了《国民营养计划2019年重点工作》并于2019年3月21日正式印发，在2019年重点工作安排中，全面考虑了《计划》中七大策略六大行动相关重点项目，从完善营养标准体系、增强营养服务能力、创新营养产业体系、推进营养扶贫攻坚4个方面，明确了12项重点任务、61项具体工作，全面开启《计划》各项工作的实施落地。

2019年是夯实基础、拓展体系、完善格局的攻坚期，各部门及各地将从以下4个方面推动落实《计划》的重点工作。一是完善营养标准体系。完善安全基础上的食品营养健康标准，引导食物营养供给。二是增强营养能力体系。成立各级营养健康指导委员会，组织开展营养教育培训、示范试点建设和科普传播。三是创新营养产业体系。鼓励产品创新、业态创新、理念创新，扩大营养产品和服务供给。四是推进营养扶贫攻坚。将营养干预纳入健康扶贫工作。这些工作也是合理膳食专项行动的重点工作。

5. 我国现行营养标签是如何管理的，营养标签有何作用，如何推进这项工作

营养标签是在食品包装上向消费者提供食品的营养信息和特性的说明。目前我国主要依据《预包装食品营养标签通则》对食品营养标签标识进行管理，要求对预包装食品中能量及其他营养成分的种类、含量、占营养素参考值百分比以及营养成分功能等营养信息进行标示，特别强制要求标示出能量和4个核心营养素，即蛋白质、脂肪、碳水化合物和钠的营养信息。

通过营养标签标准的实施管理使营养标签发挥了两个方面的重要作用。一是能够保护消费者知情权，帮助消费者准确了解食品的营养特点、科学合理选择食品，有利于提高消费者营养健康意识，促进健康水平提升。例如通过营养标签中钠的含量以及"低钠"或"低盐"的营养声称，就可以判断哪些食品属于低钠食品，合理控制食盐摄入量，有利于推动《国民营养计划（2017—2030年）》提出的全国人均每日食盐摄入量降低20%目标的实现。二是可以规范企业正确标示营养标签，引导、推动企业生产更多符合营养健康要求的食品，促进食品产业健康发展。此外，为了减少钠摄入，支持盐业生产低钠盐。同时，国家卫生健康委制定了《食品安全国家标准　食用盐》进行规范管理，以保证广大消费者食用安全。

为进一步促进合理膳食，国家卫生健康委将继续对《预包装食品营养标签通则》修订完善。同时，进一步完善营养健康标准体

系,制订《预包装食品营养正面标识指南》《餐饮食品营养标识指南》等标准,鼓励对加工食品和餐饮食品中主要营养成分(例如钠或盐)及含量科学标示,指导公众合理选择消费食品;制订《健康食堂评价标准》《健康餐厅评价标准》等标准,加强集体供餐单位营养管理,营造健康支持环境;制订《食品工业减盐、减油、减糖应用指南》标准,引导食品工业持续减少食盐使用,推动产业营养健康化转型升级。

6. 落实减盐、减油、减糖"三减"目标的措施有哪些

"三减"是合理膳食行动的重点,行动中明确提出了"三减"的目标,到 2030 年,人均每日食盐摄入量不超过 5g,成人每日食用油摄入量不超过 25～30g,人均每日添加糖摄入量不超过 25g。行动明确提出:

一是要推动营养健康科普宣教活动常态化,鼓励全社会共同参与全民营养周、"三减三健"(减盐、减油、减糖,健康口腔、健康体重、健康骨骼)等宣教活动。

二是要推广使用健康"小三件"(限量盐勺、限量油壶和健康腰围尺),提高家庭普及率,鼓励专业行业组织指导家庭正确使用。

三是要研究完善盐、油、糖包装标准,在外包装上标示建议每人每日食用合理量的盐油糖等有关信息。鼓励商店(超市)开设低盐、低脂、低糖食品专柜。

四是要倡导食品生产经营者使用食品安全标准允许使用的天然甜味物质和甜味剂取代蔗糖。科学减少加工食品中的蔗糖含量。鼓励生产、销售低钠盐,并在专家指导下推广使用。做好低钠盐慎用人群(高温作业者、重体力劳动强度工作者、肾功能障碍者及服用降压药物的高血压患者等不适宜高钾摄入人群)提示预警。引导企业在食盐、食用油生产销售中配套用量控制措施(如在盐袋中赠送 2g 量勺、生产限量油壶和带刻度油壶等),鼓励有条件的地方先行试点。

在减糖方面，行动特别提出，一是政府要加快研究制定标准，限制高糖食品的生产销售。加大宣传力度，推动低糖或无糖食品的生产与消费。二是要加快修订《预包装食品营养标签通则》，增加蔗糖等糖的强制标识，鼓励企业进行"低糖"或者"无糖"产品的生产，积极推动在食品包装上使用"包装正面标识（FOP）"信息，帮助消费者快速选择健康食品，加强对预包装食品营养标签的监督管理。研究推进制定特殊人群集体用餐营养操作规范，探索试点在餐饮食品中增加"糖"的标识。三是要尽快研究制定我国儿童添加蔗糖摄入的限量指导，倡导天然甜味物质和甜味剂饮料替代饮用。要鼓励消费者减少蔗糖摄入量。倡导食品生产经营者使用食品安全标准允许使用的天然甜味物质和甜味剂取代蔗糖。科学减少加工食品中的蔗糖含量。提倡城市高糖摄入人群减少食用含蔗糖饮料和甜食，选择天然甜味物质和甜味剂替代蔗糖生产的饮料和食品。

7. 国家在社区配备营养指导员的目的和作用是什么

营养指导员是指可以为居民提供合理膳食、均衡营养指导的人员。行动中提出了到 2030 年要达到每万人中有 1 名营养指导员，主要是为了在基层医疗卫生机构培养起"社区营养指导员"队伍，提高基层医疗机构专业人员在营养指导方面的知识、技能水平和服务能力，丰富家庭医生签约服务内容，更好地满足社区居民个性化营养健康需求。

8. 为了让人们吃得更健康，合理膳食行动中采取了哪些措施

合理膳食行动提出从三个层面采取措施让人们吃得更健康：

一是个人层面，明确指出了高盐、高糖、高脂等不健康饮食是引起肥胖、心脑血管疾病、糖尿病及其他代谢性疾病和肿瘤的危险因素，而合理膳食以及减少每日食用油、盐、糖摄入量，有助于降低肥胖、糖尿病、高血压、脑卒中、冠心病等疾病的患病风险。提倡人均每日食盐摄入量不高于 5g，成人人均每日食用油摄入

量不高于 25～30g，人均每日添加糖摄入量不高于 25g；倡导在家吃饭，在外点餐根据人数确定数量，集体用餐时采取分餐、简餐、份饭。鼓励全社会共同参与全民营养周、"三减三健"等宣教活动。

二是从餐饮行业层面，鼓励食堂和餐厅配备专、兼职营养师，定期对管理和从业人员开展营养、平衡膳食和食品安全相关的技能培训、考核；提前在显著位置公布食谱，标注份量和营养素含量并简要描述营养成分；鼓励为不同营养状况的人群推荐相应食谱。

三是从政府和社会层面，研究制定实施营养师制度，在幼儿园、学校、养老机构、医院等集体供餐单位配备营养师。制定实施集体供餐单位营养操作规范，开展健康食堂和健康餐厅示范创建活动。鼓励餐饮业、集体食堂向消费者提供营养标识。

三、全民健身行动

（一）重点解读

1. 全民健身行动的背景

作为 15 项专项行动之一的全民健身行动，十分鲜明地突出了运动对于健康的促进作用。生命在于运动，运动需要科学。世界卫生组织的研究数据表明，影响健康因素的 60% 是行为和生活方式，体育运动是健康生活方式的重要内容。体育锻炼可以促进人的身体健康，提高生命质量，减少医疗开支，是实现全民健康最积极、最有效、最经济的手段之一。

党中央、国务院历来十分重视全民健身工作，北京奥运会后，国务院设立了"全民健身日"，颁布了《全民健身条例》，并从"十二五"时期开始每五年制定并发布一期《全民健身计划》，推动全民健身工作法制化发展。党的十八大以来，习近平总书记高度重视体育事业，把体育事业发展与实现中华民族伟大复兴中国梦紧密联系起来，亲自谋划，把推动全民健身上升为国家战略，对全民健身工作作出重要指示批示，提出明确要求。经过各级政府和体育部门的努力，目前，覆盖城乡、比较健全的全民健身公共服务体系日趋完善，政府主导、部门协同、全社会共同参与的全民健身事业发展格局初步形成，全民健身投入不断加大，健身场地、设施持续增加，健身指导更加科学，赛事活动丰富多彩，全民健身氛围日益浓厚，群众参与全民健身更加便利。

同时，我国成人经常锻炼率处于较低水平，缺乏身体活动成为多种慢性病发生的重要原因。力量、耐力、柔韧性等指标的变化不容乐观，多数居民还没有掌握科学的体育健身方法。

2. 全民健身行动的主要内容

为使广大人民群众享有更加便利的全民健身基本公共服务，全民健身行动提出了到 2022 年和 2030 年，城乡居民达到《国民体质测定标准》合格以上的人数比例分别不低于 90.86% 和 92.17%；经常参加体育锻炼人数比例达到 37% 及以上和 40% 及以上；人均体育场地面积分别达到 1.9 平方米及以上和 2.3 平方米及以上；每千人拥有社会体育指导员不少于 1.9 名和 2.3 名；农村行政村体育设施覆盖率达到基本实现全覆盖和覆盖率 100% 等目标。针对个人，特别是特殊人群，全民健身行动提出了科学健身的指导和建议；针对政府和社会，全民健身行动从健身场地设施、体育社会组织、全民健身赛事活动、科学健身指导、群众健身文化等方面提出了明确要求和任务，为下一步的行动指明了方向。

3. 全民健身行动下一步的工作

发展体育运动，增强人民体质，是我国体育事业发展的根本方针，国家体育总局将会同有关部门，以习近平新时代中国特色社会主义思想为引领，以人民健康为中心，落实《"健康中国 2030"规划纲要》和《全民健身计划》，按照国务院《关于实施健康中国行动的意见》要求,不断夯实全民健身工作基础,努力把健康中国和全民健身国家战略落到实处。

(二)热点问答

1. 体育总局近年来在增加全民健身场地设施方面取得了哪些成效

党中央、国务院一直要求体育总局加强和落实体育场地设施建设工作,同时号召国务院的其他部门配合体育总局解决全民健身的场地问题。全民健身已经列为国家战略,《"健康中国 2030"规划纲要》也列入全民健身的内容。体育总局围绕解决群众"健身去哪儿"的问题,着力打造城市社区"15 分钟健身圈",多措并举推动群众身边的全民健身场地设施建设,切实增加人民群众的获得感和幸福感。

(1)截至 2018 年,体育总局会同中央有关部门投入中央资金150 余亿元,支持地方建设、运营管理群众身边的全民健身场地设施。

体育总局主要从五个方面引导支持地方建设完善和运营管理全民健身场地设施,为广大人民群众提供多样化的健身场所。

1)推进"农民体育健身工程":2006—2018 年,体育总局共投入中央资金超过 60 亿元,支持推动地方建设了 57 万个行政村农民体育健身工程(基本建设标准为"一场两台",即 1 个混凝土标准篮球场,配备 1 副标准篮球架和 2 张室外乒乓球台)、近 3 600 个乡镇农民体育健身工程,农民体育健身工程覆盖到全国 49 万个行政村,大大改善了农村地区的健身环境。其中 2012 年以来的资金投入达到 44 亿多元。

2)实施"雪炭工程"(社区健身中心):2001—2018 年,体育总局共在"雪炭工程"(社区健身中心)项目上投入中央集中彩票公益金 30 余亿元,援建项目近 1 300 个,惠及 30 个省(自治区、直辖市）、新疆生产建设兵团的上千个县（市、区），产生了良好的社会效益。其中 2012 年以来投入 19 亿余元，支持建设近 800 个项目。

3）建设"全民健身路径"：截至 2018 年底，体育总局累计投入中央集中彩票公益金 8.7 亿元支持地方建设"全民健身路径"（由室外健身器材组成）18 000 多处。与此同时，地方各级政府有关部门也投入大量体育彩票公益金，在当地建设"全民健身路径"。

4）推动公共体育场馆向社会开放：2013 年以来，体育总局会同财政部利用中央财政资金对大型公共体育场馆免费低收费开放给予补助。截至 2019 年，补助资金共计下达近 53 亿余元，其中 2019 年下达 9.3 亿元，补助 1 323 个公共体育场馆。

5）支持地方建设体育公园、健身步道、社区多功能运动场等全民健身场地设施：2016—2018 年，体育总局利用中央集中彩票公益金近 7 亿元，支持地方建设社区多功能运动场、体育公园、健身步道等便民利民的全民健身场地设施。

（2）全国体育场地总面积增长迅速：据不完全统计，截至 2018 年年底，相较于 2014 年"第六次全国体育场地普查数据"，全国人均体育场地面积增加 0.2 平方米，体育场地总面积增加了约 2.8 亿平方米，相当于增加了 4 万多块 11 人制标准足球场的体育场地面积。

2. 全民健身行动主题推进活动开展情况如何

根据总体安排，体育总局于 2019 年 8 月 8 日"全民健身日"前举办了全民健身行动主题推进活动。2019 年是国家的第 11 个"全民健身日"，正值健康中国行动启动之际。组织开展好 2019 年的"全民健身日"活动，对于贯彻习近平新时代中国特色社会主义思想和习近平总书记关于体育工作重要论述精神，落实全民健身国家战略，倡导以健身促健康，展示新时代蓬勃发展的全民健身事业，向新中国成立 70 周年献礼，具有十分重要的意义。

2019 年"全民健身日"的主题是"健康中国 你我同行"，重点工作是广播体操、工间操的推广普及。

自 1951 年中华人民共和国第一套广播体操发布至今，我国已先后推出了九套广播体操。广播体操的历史蕴含着一代又一代人民群众的美好记忆。广播体操的推广普及在推动全民健身活动的广泛开展、增强广大人民群众的体质健康水平和促进广大人民群众热爱集体、凝聚人心、鼓舞斗志、催人奋进等方面都起到了重要作用。

2019 年，体育总局采取了一系列举措在全国范围内广泛推广普及广播体操，掀起了自 2011 年第九套广播体操发布以来的新一轮广播体操习练热潮。2019 年年初，体育总局联合中央和国家机关工委、教育部、卫生健康委、全国总工会、共青团中央、中央广播电视总台印发关于广泛推广普及广播体操的通知，4 月在全国组织开展 2019 年全国广播体操、工间操展演活动，全国各地区、各行业根据通知要求广泛开展包括培训、展示、比赛等形式在内的广播体操及工间操推广普及活动。2019 年 8 月 3 日，全国各地区、各行业体协、中央和国家机关带着前期广播体操习练成果，在 2019 年全国"全民健身日"主会场广播体操、工间操集中展演暨"健康中国行动"主题推进活动上进行集中展示。这是 2019 年全国"全民健身日"活动的主会场，是"健康中国行动"全民健身板块的主题推进活动，将把全国广播体操推广普及工作推向高潮，希望全国各地区、各行业、各年龄段的群众在这项活动的带领下加入到每天做广播体操的行列中。

体育总局同时在 2019 年 8 月 8 日"全民健身日"前后开展一系列活动，以人民群众日益增长的健身需求为出发点，坚持"便民惠民"，通过组织开展群众身边丰富多彩的全民健身活动，增强广大人民群众的获得感和幸福感。除主会场活动外，中央和国家机关工委、国家民委、中国残联，体育总局奥体中心、冬运中心、社体中心、体彩中心等单位以及吉林、江西、广东、湖北、海南等地举办"全民健身日"特色示范活动，全国其他省（区、市）、行业体协、体育总局各运动项目管理中心、运动项目协会等单位都将结合"健康中国　你我同行"的主题开展以基层小型活动为主的丰富多彩的全民健身活动。此外，还充分利用互联网平台，开展"全国毽球比赛及展演活动"，群众扫描二维码即可自行上传随时随地拍摄的花毽表演视频，参加全国花毽网上展演活动。

体育总局将充分利用好彩票公益金，同时动员全社会力量，组织群众喜爱的活动，举办群众喜爱的赛事，讲好群众身边的健身故事，真正让"全民健身日"成为幸福的节日、健康的节日。

3. 如何正确理解"生命在于运动，运动在于科学"

（1）运动对于生命的重要意义：生命的产生在于运动，运动是生命诞生的前提条件，没有物质运动就不会有生命的产生；生命的存在在于运动，运动也是生命存在的基础，要维持生命体存在，也离不开物质运动；生命的发展在于运动，运动又是生命发展的动力和源泉。可以说，没有了运动，人就活不下去。

人体每个系统、每个器官、每个组织都在运动中，也需要运动，人体运动不足时，全身骨骼、关节就会有不良刺激，进而影响其代谢功能。这种代谢障碍可使青少年的生长发育受到阻碍；可使成年人丧失体力、未老先衰，易患各类关节病；在老年人身上则表现为骨质疏松，关节变形，甚至系统退化，免疫功能下降，继发各种疾病。

（2）运动在于科学：科学运动是指在科学理论，包括运动人体科学、生物学、医学、营养学、心理学和个性化运动等系列科学理论的指导下，根据自身健康情况进行的能够提高自身生理功能和素质，增进健康的身体活动。科学运动可以更快地达到运动效果、提高机体免疫力、促进新陈代谢等。

两种有害观点：无论怎么运动都好；运动有害论。

一种观点认为，只要进行体育锻炼，坚持者都能获得健康，这是"运动必需论";另一种观点认为,进行体育锻炼不一定能健康长寿,不运动而长寿的人也不少,这是"运动怀疑论"。

众多科学家对体育锻炼的效果进行了多方探讨,一致认为:成年人经常进行适度的而不是激烈的体育锻炼,其意义在于增强体质,提高健康水平。其主要表现在以下两个方面:一是克服现代生活带来的运动不足,清除"现代文明病"的危害因素。例如运动对防治精神紧张、肥胖、高血压、高血脂、糖尿病或动脉硬化等有显著的效果。所以,消除运动不足,比消除任何单一的危害因素,如限制动物性脂肪的摄入等,对预防疾病意义更大。二是提高机体对外界环境变化的适应和抵抗力。这就是在现代生活中特别应提倡运动的缘故。如果说运动会带来危险性,那么运动不足的危害性则更大。

过度运动因为超越身体极限,对人体的伤害也是巨大的,如泛马拉松热、冬泳热、爬山热、沙漠运动等。

4. 怎样做到科学运动

掌握科学运动的五大基本原则。

华佗说:"人体欲得劳动,但不当使极尔。动摇则谷气得消,血脉流通,病不得生,犹如户枢不朽是也。"

科学运动五大基本原则:适度运动、柔和运动、平衡运动、循序渐进运动、个性化运动。

四、控烟行动

(一)重点解读

烟草烟雾中有多种已知的致癌物,几乎会对人体的各个器官造成损害。烟草使用是心血管疾病、癌症、慢性呼吸系统疾病及糖尿病等非传染性疾病的主要危险因素之一。而控烟是全球公认的、针对单一危险因素进行预防控制的最有效措施。控烟行动中确定了明确的行动目标，并提出个人和家庭、社会、政府 3 个层面应采取的主要举措。

行动的主要指标有 6 个，可以简化为"1，2，3"来概括：

1 个政府工作约束性指标：到 2022 年要基本实现把各级党政机关建设成无烟机关。

2 个预期性指标：一个是到 2022 年和 2030 年，15 岁以上人群吸烟率分别低于 24.5% 和 20%；另一个是全面无烟法规保护的人口比例分别达到 30% 及以上和 80% 及以上。

3 个倡导性指标：一是提倡个人戒烟越早越好，什么时候都不晚；创建无烟家庭，保护家人免受二手烟危害；二是领导干部、医务人员和教师发挥控烟方面引领作用；三是鼓励企业、单位出台室内全面无烟政策，为员工营造无烟工作环境，为吸烟员工戒烟提供必要的帮助。

健康中国行动是一项系统工程，需要全社会共同努力。个人和家庭、社会、政府都要担负起健康的责任，控烟行动也是从这 3 个层面部署开展。

第一个层面是个人和家庭。这是最基础的，我们每个人都是自己健康第一责任人，而家庭是社会中的最小单位。作为个人，要充分了解吸烟和二手烟暴露的危害，不吸烟者不去尝试吸烟，吸烟者尽早戒烟；领导干部、医务人员和教师等职业群体要发挥引领示范作用，为社会作表率。要努力创建无烟家庭，让家人免受二手烟危害。

第二个层面是社会。要提倡无烟文化，积极利用卫生健康主题日深入开展控烟宣传；关注青少年吸烟问题，为青少年营造远离烟草的环境；动员企事业单位、居委会及村委会、社会组织和个人共同参与到控烟工作中，营造建设无烟环境的良好社会氛围。

第三个层面是政府。这个层面措施有 8 条，涉及 14 个部门，包括：中央宣传部、中央文明办、发展改革委、教育部、工业和信息化部、财政部、交通运输部、国家卫生健康委、税务总局、市场监管总局、广电总局、国家烟草局、国家铁路局、中国民航局。

这8条措施从目标人群上着手，一方面，希望非吸烟者不要尝试吸烟，不受二手烟危害；另一方面，希望吸烟者不在禁烟场所吸烟，为了家人和自己的健康，尽可能戒烟。

为了非吸烟者不要尝试吸烟、不受二手烟危害这一目标，要采取的措施包括：禁止向未成年人销售烟草制品；严厉查处发布烟草广告的违法行为；依法规范烟草促销、赞助等行为；限制影视作品中的吸烟镜头；完善卷烟制品成分披露、烟草危害警示内容和形式，保障公众知情和监督的权利；积极推进无烟环境建设，逐步提高全面无烟法规覆盖人口比例，在全国范围内实现室内公共场所、工作场所和公共交通工具全面禁烟，等等。

为了达到吸烟者不在禁烟场所吸烟、尽可能戒烟这一目标，要采取的措施包括：强化公共场所控烟监督执法；加大控烟宣传教育力度，提高公众对烟草危害健康的认知程度；逐步建立和完善戒烟服务体系，将询问患者吸烟史纳入日常的门诊问诊中，推广戒烟干预服务和烟草依赖疾病诊治；推进采取税收、价格调节等综合手段，等等。

（二）热点问答

1. 为了实现"到2030年15岁以上人群吸烟率要降低到20%"这一目标，国家将采取哪些措施

孙春兰副总理就如何推进健康中国行动明确提出了三句话，"转变观念、合力推进、重在落实"，非常简洁、有力。健康中国行动是一项系统工程，需要全社会共同努力，政府、社会、家庭和个人都要担负起健康的责任。同时这也是一项长期的任务，不可能一蹴而就，要扎扎实实，持续推进，不能急功近利，而要久久为功。

在健康中国行动推进委员会的统一领导下，控烟行动还会出台更多细化、量化的考核落实机制。要认真贯彻落实党中央、国务院的决策部署，持之以恒地推进健康中国建设，锲而不舍地开展健康中国行动，政府、社会、家庭和个人每个层面都把每个阶段的任务落实完成了，到 2030 年 15 岁以上人群吸烟率要降低到 20% 这一目标一定能够实现。

2. 国家对电子烟的流行会采取什么监管措施

电子烟在整个国际市场上是近年来才日益流行的，所以国际国内相关研究还不像传统烟草制品研究得那么深入。现有的国内外研究表明，电子烟产生的气溶胶含有许多有毒有害物质，电子烟中的各种添加剂成分也存在健康风险。另外，许多电子烟产品所含尼古丁浓度标识模糊容易导致使用者吸食过量，电子烟器具存在电池爆炸、烟液渗漏、高温烫伤等安全风险。总体来看，电子烟及其产生的二手烟均不安全。

中国疾病预防控制中心《2018 年中国成人烟草调查报告》显示，虽然我国电子烟的使用尚处于较低水平，但与 2015 年相比，听说过电子烟的比例、曾经使用过电子烟的比例和现在使用电子烟的比例均有明显提高，特别是年轻人。15～24 岁年龄组人群曾经使用电子烟的比例已高达 7.6%，该年龄组人群使用电子烟的第一位原因是认为时尚。

获得电子烟最主要的途径是互联网。另外还有国际研究表明，电子烟的使用容易诱导青少年尝试使用传统卷烟，加快吸烟人群的年轻化趋势。

鉴于电子烟具有的不安全性，对青少年健康行为习惯形成存在巨大威胁，严格加强电子烟的监管势在必行。按照国务院有关要求，目前，有关部门已开展了国际、国内电子烟监管相关资料的收集和研究，拟定了电子烟管理办法的立法目标、基本思路、体例框架和拟重点解决的主要问题等，后续将研究出台电子烟监管办法，国家卫生健康委作为控烟履约领导小组组长单位将持续跟进。

世界卫生组织和控烟履约领导小组对电子烟的危害及态度是明确一致的，国家卫生健康委将加强电子烟的相关研究，联合有关部门重点针对青少年及其家长或监护人、学校教师等开展健康教育及科普，宣传"拒绝电子烟，无烟下一代"，帮助公众认识电子烟危害。

3. 我国无烟机关建设现状如何，今后有哪些具体的举措

在推进无烟环境、实现健康中国的进程中，领导干部应该发挥引领作用。无烟党政机关是减少二手烟危害、保护干部职工身体健康的有效措施，更是党政机关单位文明办公的基本要求。

2013 年底，中共中央办公厅、国务院办公厅联合下发《关于领导干部带头在公共场所禁烟有关事项的通知》（以下简称《两办通知》），要求把各级党政机关建成无烟机关，各级党政机关公务活动中严禁吸烟。为落实《两办通知》的精神，2014 年，中国疾病预防控制中心开展探索无烟政府机关建设方法。通过培训、研讨会及经验交流总结等多种活动指导全国多个省市开展无烟政府建设工作（北京、上海、湖北、河南、河北、广西、重庆、云南等）。通过这几年工作，已总结出了一套标准化的工作模式，无烟政府机关建设初见成效。2018 年中国成人烟草调查结果显示，政府大楼有人吸烟的比例明显下降（2010 年 58.4%、2015 年 38.1%、2018 年 31.1%）。

2019 年 3 月，国家卫生健康委依托基本公共卫生服务项目，发文要求将无烟政府机关建设作为 2019 年 31 个省（自治区、直辖市）控烟工作的重点内容。为更好推进工作的开展，中国疾病预防控制中心制定了无烟机关的标准和实施策略，并开发无烟机关建设指南和工具包；通过组织经验交流与学习观摩、明察暗访等活动确保工作的落实。

下一步，国家卫生健康委将在总结以往工作经验的基础上，明确无烟党政机关标准和评分考核机制，指导各地加快无烟党政机关建设，确保2022年全面建成无烟党政机关目标的实现。

4. 我国在控烟宣传和健康教育方面有什么经验和亮点，下一步有什么计划和打算

控烟是全球公认的、针对单一危险因素进行预防控制的最有效措施，是健康促进和健康教育的重要内容。通过开展控烟健康促进与教育工作，一是提升公众健康意识，重视烟草危害；二是普及烟草危害和控烟的相关知识，以及戒烟的技能；三是倡导不吸烟、早戒烟的健康文明生活方式，营造无烟文化。

近年来，中国健康教育中心认真贯彻落实国家卫生健康委的部署和要求，与相关单位和各地密切配合，加强控烟健康教育工作，努力提升我国公民控烟健康素养。

一是把控烟健康教育纳入健康教育整体工作中加以推进。在《中国公民健康素养——基本知识与技能》中，有4条控烟相关条目，《中国青少年健康教育核心信息及释义》中也将控烟作为重要内容。中国健康教育中心编制了控烟健康教育核心信息，开发了公益广告、海报等健康传播材料，并将控烟知识编入相关慢性病健康教育处方中，还多次举办控烟材料征集。指导各地利用基本公共卫生服务项目开展控烟工作；配合相关司局开展了2015年"健康中国行——无烟生活"主题宣传活动。

二是大力开展控烟宣传教育活动。持续承办世界无烟日主题宣传活动。发挥专业机构优势，会同有关部门、专业机构、社会团体和有关省市，充分发挥名人效应和各类媒体传播优势，传播控烟知识，营造有利于控烟的社会氛围。目前，中国健康教育中心聘请了濮存昕、蒋雯丽、康辉、佟丽娅等12位社会名人作为全国控烟宣传形象大使。2017年世界无烟日活动期间，控烟公益广告在北京地铁和上海外滩的巨幅地标幕墙上进行了投放，在中央电

视台、北京卫视等累计播出1 200余次。2019年无烟日活动期间，不到一周时间，相关控烟话题在新媒体上的阅读量达近1.6亿、讨论量超过7.1万、视频总播放量近440万。

青少年控烟健康教育是工作重点。教育青少年不吸人生第一支烟，拒绝二手烟，促使他们在这一关键时期养成良好生活习惯，将使他们受益终身。

三是积极推动有利于无烟的环境建设。在配合国家卫生健康委制定健康城市、健康社区、健康家庭、健康促进县区，以及健康促进学校、机关单位、企业等建设标准中，都把控烟作为重要内容。以健康促进县区为例，近年来，共建设国家级健康促进县区197个、省级健康促进县区495个。据统计，健康促进县区中，15岁以上人群吸烟率呈明显下降趋势，并显著优于同类地区。

各地各相关部门结合本部门、本地区特点开展了大量的控烟宣传教育工作。

四是积极开展控烟健康教育能力建设。作为世界卫生组织合作中心，中国健康教育中心与世界卫生组织等国际组织、有关国家和地区、非政府组织在控烟健康促进和健康教育政策策略研究、理论技术分享、实践经验交流等方面开展合作。注重提升健康教育专业队伍控烟能力，开展控烟传播规律和策略研究，编写控烟报道与传播读本，举办专业人员培训班、经验交流会，为各地健康教育专业机构提供技术指导和支持。媒体在控烟宣传中发挥重要作用。从2008年起，每年举办中国烟草控制大众传播活动，为媒体开展控烟宣传提供专业支持。举办相关的媒体控烟报道交流会11期，覆盖160家媒体。

下一步，中国健康教育中心将按国家卫生健康委统一部署，落实好控烟行动相关健康教育任务。继续加强控烟健康教育研究，开发适宜技术，编制控烟健康科普材料，如学生健康教育系列读本。强化宣传倡导活动，完善细化无烟环境建设标准，进一步总结推广各地各部门和广大媒体的控烟健康教育经验和案例，持续推动控烟传播能力建设。

5. 对于青少年控烟，中国控制吸烟协会有哪些建议和意见

首先要解决思想认识问题。在思想认识上要高度重视青少年控烟工作，切实把青少年控烟作为整个控烟工作的治本之策，列入控烟的重中之重，排上议事日程。真正做到预防为主，关卡前移，控制青少年吸第一支烟，让年轻一代成为不吸烟的一代新人。过去，各有关部门在青少年控烟方面做了大量工作，也取得了明显成效。但还不够，尤其是与健康中国行动的要求还有较大差距。所以，希望政府各有关部门更加重视青少年控烟工作。

其次，在具体行动上要发挥多部门的协同作用，形成多部门齐抓共管的合力。教育部门要进一步抓好学校控烟教育，通过课堂教学、课外教育活动，利用世界无烟日、"师生健康　中国健康"主题活动等重要时间节点，开展覆盖全体学生的控烟宣传教育活动。也要按照《中小学生守则》要求，加强对学生的日常行为管理，杜绝中小学学生吸烟。卫生健康部门要加强对学校控烟工作的专业指导，提供有效控烟宣传方式方法。还要强化公共场所控烟执法监督，减少二手烟对青少年身体伤害，阻断对青少年吸烟行为潜移默化的影响。广电主管部门要加大对电视电影吸烟镜头的监管，严格控制电影电视烟草镜头，最大程度地降低影视明星们吸烟镜头对青少年的影响。近十年来，中国控制吸烟协会对热播影视剧吸烟镜头进行了监测，应该说，有烟草镜头的电影、电视剧烟草镜头个数、平均每部影片烟草镜头时长都呈现出下降趋势，尤其是电视剧下降的趋势比较明显，值得肯定。但2018年度有烟草镜头的电影仍然高达86.7%，与11年前的2007年度相比，电影有烟镜头的数量几乎无变化。所以，特别希望有关部门加强监管。市场监管部门和烟草监管部门要禁止学校周边设置烟草制品售卖点，对向未成年人售卖烟草制品的商家进行查处，还要严肃查处烟草广告，尤其要对互联网烟草广告加大监管力度，不要让互联网烟草广告成为法外之地。家庭也要参与进来，积极建设无烟家庭，家长要为青少年树立榜样。

最后，希望青少年自身要成为控烟的主力军，不仅要做到自己远离烟草，还要积极参与社会控烟活动。这几年控烟协会专门成立了大中学生控烟联盟，让青少年控烟志愿者成为控烟活动的组织者和实施者，活动形式和内容更贴近学生，取得了很好的效果。希望更多的学校和学生志愿者能积极投身到控烟活动中来，为建设健康中国做出贡献。

五、心理健康促进行动

（一）重点解读

当前，我国正处于经济社会快速转型期，人们的生活节奏明显加快，竞争压力不断加剧，个体心理行为问题及其导致的社会问题引起广泛关注。加强心理健康促进，有助于改善公众心理健康水平、提高公众幸福感、促进社会心态稳定和人际和谐、实现国家长治久安。心理健康促进行动的主要内容可概括为"2，9，9"，即两项行动目标、个人和家庭九项行动措施、社会和政府九项行动措施。

1. 心理健康促进行动的目标

一是提升居民心理健康素养水平。普及心理健康知识、提升心理健康素养是提高全民心理健康水平最根本、最经济、最有效的措施之一。当前公众对常见精神障碍和心理行为问题的认知率仍比较低，缺乏对心理健康服务专业性、有效性的认识，这制约了人们对心理健康服务的认识和利用。因此，亟须通过心理健康教育和健康促进，提升公众心理健康素养水平，使居民了解心理健康知识，正确认识心理问题，出现问题及时寻求专业帮助。本行动提出到 2022 年和 2030 年，居民心理健康素养水平提升到 20% 和 30%。二是心理相关疾病发生的上升趋势减缓。我国抑郁症、焦虑障碍、失眠障碍等常见精神障碍和心理行为问题的患病率呈上升趋势。随着今后心理健康促进行动的不断推进，广大公众将逐渐认识到心理健康的重要性，能够主动维护自身心理健康；且在各部门共同努力下，心理健康服务网络更加健全，服务能力和水平也将进一步提升，抑郁症等常见精神障碍患病率的上升趋势有可能减缓。为此，本行动提出抑郁症、焦虑障碍、失眠障碍患病率上升趋势减缓。

2. 心理健康促进行动的内容

倡导个人和家庭维护心理健康的九项行动措施包括：一是提高心理健康意识。号召公众正确认识心理健康问题，树立"每个人是自己心理健康第一责任人"的意识。二是使用科学的方法缓解压力。针对竞争压力增大的情况，号召公众正确看待压力，使用合理方法缓解压力。三是重视睡眠健康。倡导规律作息，保证充足睡眠时间，出现睡眠问题及时就医。四是培养科学的运动习惯。考虑运动对调节情绪的积极作用，号召每个人培养适合自己的运动爱好。五是正确认识常见情绪问题。针对人们常遇到的抑郁、焦虑情绪问题，懂得抑郁障碍、焦虑障碍主要表现及治疗方法。六是出现心理行为问题及时求助。鼓励公众发现心理异常时，树立求助意识，主动到专业机构治疗。七是精神疾病治疗要遵医嘱。针对目前部分患者治疗过程中容易出现的减药、停药等问题，要求精神疾病患者按照医嘱规律治疗，提高治疗依从性。八是关怀理解精神疾病患者。号召公众了解精神疾病可防可治，不歧视患者，营造关怀支持精神疾病患者的环境。九是关注家庭成员心理状况。强调家庭对个体心理健康的重要作用，鼓励家庭成员多交流，平等沟通交流，营造良好的家庭氛围。

　　社会和政府促进心理健康的九项行动措施包括：一是加强心理健康知识普及。针对公众缺乏心理健康知识的现状，政府部门利用各类媒体和传播媒介，加大心理健康知识科学宣传力度，提升公众心理健康意识。二是构建心理健康服务网络。发挥基层社区在心理健康服务中的网底作用，搭建基层心理健康服务平台。同时，注重整合社会资源，进一步完善未成年人心理健康辅导网络，培育社会化的心理健康服务机构。三是完善心理健康工作人员培养与使用机制。目前，心理健康工作面临专业人员少、工作岗位不明确、保障机制不到位等问题，本行动对加大专业人员培养、设立工作岗位、完善薪酬分配制度等提出要求。四是强化严重精神障碍患者综合管理服务。借鉴精神卫生综合管理试点工作经验，要求相关部门建立完善精神卫生综合管理机制，联合开展严重精神障碍患者登记报告、救治救助、康复服务等工作。五是规范发展心理危机干预和心理援助。要求各地建立完善心理危机干预和心理援助机制，组建专业化心理危机干预队伍。建立由专业人员提供公益服务的心理援助热线，开展心理健康教育、咨询、危机干预等服务。六是医疗机构提升服务能力。针对目前各级各类医疗机构心理健康服务能力普遍不足的现状，要求各级各类医疗机构提升心理健康服务能力和水平，对有心理行为问题人员提供规范的诊疗服务，对易伴发心理行为问题的躯体疾病患者开展心理支持服务，鼓励开展睡眠相关诊疗服务。七是强化精神卫生医疗机构职责。要求精神专科医院和综合医院精神（心理）科在做好心理健康服务的基础上，对各类临床科室医务人员开展培训，使其具备常见精神障碍和心理行为问题的筛查、识别和处置能力。八是各行各业开展心理健康服务。要求各机关、企事业单位和学校等组建心理健康服务团队，或通过购买服务形式，为员工和学生提供心理健康服务。九是开展重点人群心理健康服务。鼓励基层社会组织、社会工作者和志愿者为老年人、妇女、儿童、残疾人等重点人群提供心理健康服务。

此次发布的心理健康促进行动，进一步明确了个人、家庭、社会、政府如何参与心理健康服务。

（二）热点问答

1. 什么是心理健康素养

（1）心理健康素养的内涵：心理健康素养指能够帮助人们认识、应对或者预防心理问题的相关知识和信念。通俗地表达，就是指一个人能够掌握心理健康知识、有维护心理健康的意识，并且具有维护和促进心理健康的能力。知识、意识、技能这三个要素，构成心理健康素养的内涵。

（2）如何衡量心理健康素养水平：中国科学院心理研究所专家通过文献分析、专家研讨等方式，编制了心理健康素养问卷，包括知识、行为、意识三部分。心理健康知识中包括心理疾病的识别、预防与治疗，心身健康知识，危机干预与自杀预防知识，儿童心理健康知识，以及其他基本知识与原理。心理健康行为主要包括情绪调节技能，如情绪觉察、认知重评、人际支持等。心理健康意识主要是评估对心理健康的重视程度。2018年，国家卫生健康委经过多方专家论证，发布了"心理健康素养十条（2018年版）"，在世界精神卫生日期间广泛宣传。

（3）心理健康素养与心理健康水平的关系：调查发现，心理健康素养的三个要素中，心理健康行为与心理健康水平显著相关，提示将掌握的心理健康知识运用到实际生活中，转化为开展具体的维护心理健康的行为，才有可能真正促进心理健康。

（4）如何提升心理健康素养水平：心理健康促进行动对个人和家庭、社会和政府各提出九项行动措施，落实这些措施就是在提升心理健康素养水平。此外，在心理健康教育中既要重视知识传播，更要重视技能培训。心理健康教育工作者、科研人员、社会机构、媒体等应当细化心理服务需求,针对不同人群的典型需求进行心理健康科普的内容研发,让心理健康教育更有针对性、更有效。

2. 如何搭建基层心理健康服务平台

心理健康服务是城乡社区服务的重要内容。2016 年 22 个部门联合印发《关于加强心理健康服务的指导意见》,对各地依托城乡社区综合服务设施等搭建基层心理健康服务平台提出具体要求。部分地区前期也在搭建基层心理健康服务平台方面进行了积极探索:如浙江省 2018 年借助发展新时代"枫桥经验"建立基层社会心理服务平台,全省县(市、区)心理服务指导中心、乡镇(街道)心理服务站建成率达 100%,村(社区)心理工作室建成率达 80%;山东省潍坊市建立了市、县、乡、村四级心理健康服务体系,所有二级以上医疗机构均设立了心理咨询门诊,社区卫生服务中心和乡镇卫生院设立了心理咨询室;江西省赣州市 18 个县级综治中心、280 个乡镇(街道)综治中心、2 330 个村(居)综治中心建设"心防工作区"或心理咨询室,服务网络在市、县、乡、村四级"全覆盖",在学校、医院、机关企事业单位等建设心理咨询室或心理服务场所 3 150 个。

为了更好地为社区居民提供心理健康服务,国家卫生健康委总结已有文件要求及各地做法,在心理健康促进行动中将搭建基层心理健康服务平台作为主要行动内容之一。提出搭建基层心理健康服务平台有关举措:一是依托城乡社区综合服务设施或基层服务网点建立心理咨询(辅导)室或社会工作室(站);二是在基层场所配备心理辅导人员或社会工作者;三是完善社区、社会组织、社会工作者"三社"联动机制,通过购买服务等形式引导社会组织、社会工作者、志愿者积极参与心理健康服务。搭建基层心理健康服务平台,可以为社区居民提供心理健康宣传教育和心理疏导等服务。

3. 如何预防干预游戏障碍

游戏障碍的主要临床表现为：①无法控制的游戏行为；②将玩游戏排在其他一切活动之前，甚至成为日常生活的主题；③对游戏存在心理渴求；④即使造成不良的后果仍无法停止玩游戏的行为；⑤对游戏产生"耐受性"和"戒断反应"。只有以上的临床表现对个人、家庭、社会、教育、职业和其他重要功能造成损害，且持续时间超过12个月以上时，才能诊断为游戏障碍。

青少年是游戏障碍的高危群体，建议采取以下措施预防游戏障碍的发生：①社会和家庭应帮助其树立正确的人生观和价值观，鼓励其积极参与各类文娱活动，培养广泛的兴趣爱好，建立良好的人际关系，锻造良好的心理素质；②推进相关法律法规的设立，营造一个良好的社会网络环境，减少青少年接触暴力、色情等网络信息；③加大宣传力度，提高社会公众对游戏障碍危害的认识，形成全社会共同参与游戏障碍防治的局面。

当面对游戏障碍的患者时，可采取以下措施进行干预：①通过认知行为疗法等社会心理干预方法来改变游戏障碍者的认知偏差和行为模式；②建立良好的家庭支持环境，对游戏障碍者进行心理健康教育和行为矫正，以帮助他们从虚拟世界回归到正常生活中；③针对游戏障碍者伴有的焦虑抑郁情绪问题，应寻求专业人员进行治疗。

4. 出现睡眠问题时如何寻求帮助

睡眠作为一种重要的生理现象，是人类不可或缺的基本生命活动之一。目前大家还没有充分认识到睡眠对机体健康的影响，甚至当出现睡眠问题时，也觉得是正常现象或是忍忍就过去了，而没有给予足够的重视。事实上长期睡眠不好会导致多种躯体和精神疾病。当出现睡眠问题时建议及时就医，在无其他诱因如倒班、倒时差、睡眠环境改变等时，出现入睡困难（入睡时间超过30分钟）、睡眠浅、容易醒、做梦比较多、早醒、白天总是犯困，且超过一段时间，或者经常打呼噜等，都应该引起重视。当睡眠出现问题，可通过以下方式诊治：首先建议选择专科门诊进行诊治，可以到综合医院或者精神专科医院的睡眠科或者睡眠门诊，也可到精神科、心身医学科或者神经内科进行诊治；如果是打呼噜甚至被憋醒，可以首先考虑去呼吸内科、耳鼻喉科或者口腔科进行诊治。

5. 公众出现心理问题时应该怎么办

当公众自身出现心理问题，感觉很痛苦、自己无法处理时，要向精神专科医院或综合医院的精神（心理）科门诊、教育机构对外提供服务的心理咨询机构、社会上有资质的心理咨询机构等专业机构寻求帮助。这是对自己负责任、有智慧的表现。

公众要认识到：一是心理问题是健康问题，而不是思想问题，是需要科学对待和解决的健康问题。出现心理问题，向专业机构求助，这是关爱自己、希望自己更好的表现，应当鼓励。二是心理问题重在预防。每个人是自身心理健康的第一责任人，应当主动学习心理健康知识和技能，养成有助于身心健康的生活行为习惯；压力比较大时懂得用科学的方法减压，而不是吸烟、饮酒、过度购物、沉迷游戏等。三是精神疾病重在治疗。及时到精神专科医院或综合医院的专科门诊进行诊断，接受正规治疗。在治疗过程中应当遵照医嘱服药，不要自己任意服用药物，也不要急于减药、停药，注意定期复诊。精神疾病如果能够及时得到有效治疗，是可以缓解乃至康复的，前提是配合医师科学治疗。

6. 沮丧、失落甚至崩溃时如何获得便捷的心理支持

心理援助热线具有方便、快捷、及时、隐匿、经济等优势，作为一种行之有效、且相对方便实用的心理咨询途径，它已经成为心理健康服务的重要组成部分，在处理心理应激和预防心理疾病方面发挥着积极作用。热线可为来电者舒缓情绪，提供心理支持和咨询；对于需进一步干预的来电者会建议其到专业机构进行专业的诊治，力争对心理障碍做到早发现、早治疗；对于正处于心理危

机中的来电者，热线可为其进行及时的心理干预，防止危机行为的出现。

原卫生部自 2008 年起在全国地级及以上地区逐步开设心理援助热线试点，逐步扩大开通热线服务的范围。据不完全统计，全国精神卫生医疗机构共设有心理热线 53 家，覆盖全国 29 个省、自治区、直辖市。其中实现全年 24 小时不间断人工服务的热线达 23 家，其余为每日定时提供服务。热线咨询人员队伍由专业精神科医生、心理治疗师、心理咨询师组成。目前专兼职从业人员 600 余人。所统计热线全部依托于精神卫生医疗机构建设，均为社会公益机构，民营医疗机构、社会心理服务机构开设的心理热线尚未统计在内。

为规范管理、科学实施热线咨询工作，原卫生部在 2010 年成立心理援助热线项目管理办公室，委托北京市心理援助热线承担具体工作。据不完全统计，2018 年公众拨打热线电话 60 余万次，来电主要问题为精神心理问题、心理健康知识问题、家庭和人际矛盾问题等。来电者在热线咨询过程中情绪得到不同程度的舒缓，所求助问题得到了及时的帮助和心理支持。

六、健康环境促进行动

（一）重点解读

健康环境是人民群众健康的重要保障，在健康的影响因素中，环境因素占到 17%。影响健康的环境因素不仅包括物理、化学和生物等自然环境因素，还包括社会环境因素。环境因素对健康的影响已成为不容忽视的重要内容，许多疾病的发生都与环境密切相关，如心血管疾病、呼吸系统疾病和恶性肿瘤等，而且影响程度日益加深。

健康环境促进行动，以全社会公众为关注对象，重点围绕影响健康的空气、水、土壤等自然环境问题，室内污染等家居环境风险，道路交通伤害等社会环境危险因素，倡导政府、社会、家庭和个人共担建设健康环境的责任，给出健康防护和应对建议，并提出应采取的主要举措，动员全社会行动起来，全民参与，共担责任，共享成果。

健康环境促进行动，充分体现了预防为主，以人的健康为本。健康的环境，不仅涉及城乡规划和基础设施建设、环境污染的治理，更紧贴居民生活方式，如日常化学品及消费品的使用、垃圾分类和固体废弃物处置，还包括与环境密切相关的道路交通事故伤害、跌倒、溺水、中毒等内容。本行动通过通俗易懂的形式与语言，把健康环境理念和要求融入群众日常生产生活的方方面面。

主要包括行动目标、个人和家庭行动、社会和政府行动几个方面，可以用"6，7，6，7"来概括。

第一个"6"，是指六项指标。

包括 2 个结果性指标和 4 个倡导性指标。2 个结果性指标分别是，到 2022 年和 2030 年，居民饮用水水质达标情况明显改善并持续改善；居民环境与健康素养水平分别达到 15% 及以上和 25% 及以上。4 个倡导性指标主要是针对个人和社会，分别从实施垃圾分类、防治室内空气污染、学校医院等人员密集场所防灾防震等应急演练、提高居民防护意识和能力四个方面，提出了倡导性要求。

第一个"7"，是对个人和家庭的健康建议，归纳为"七要七不要"。

"七要"是：要提高环境与健康素养；要自觉维护环境卫生，抵制环境污染行为；倡导要简约适度、绿色低碳、益于健康的生活方式；要关注和减少室（车）内空气污染；要做好户外健康防护；要尽量购买带有绿色标志的装饰装修材料、家具及节能标识的家电产品、家用化学品；要积极实施垃圾分类并及时清理，将固体废弃物（废电池、过期药品等）主动投放到相应的回收地点及设施中。

"七不要"是：尽量不要焚烧垃圾秸秆，少放或不放烟花爆竹，重污染天气时禁止露天烧烤；少购买使用塑料袋、一次性发泡塑料饭盒、塑料管等易造成污染的用品；少购买使用过度包装产品，不跟风购买更新换代快的电子产品；空调冬季设置温度不高于20℃，夏季设置温度不低于26℃；不要疲劳驾驶、超速行驶、酒后驾驶，减少交通事故的发生；不提倡在天然水域游泳，下雨时不宜在室外游泳，避防雷电；不能将儿童单独留在卫生间、浴室、开放的水源边。

第二个"6"，是对社会发起的健康倡导，归纳为"六加强六鼓励"。

"六加强"是：要加强社区基础设施和生态环境建设，制定社区健康公约和健康守则等行为规范；要加强公共场所环境卫生监测和管理，如集中空调清洗、游泳场所消毒换水，张贴预防跌倒、触电、溺水等警示标识，预防意外事故；要加强企业安全生产主体责任落实，强化危险化学品全过程管理；要加强企业环保责任落实，管理维护好污染治理装置，污染物排放必须符合环保标准；要加强宣传和普及环境与健康基本理念、基本知识和基本技能；要加强火灾、地震等自然灾害及突发事件的应急演练和培训。

"六鼓励"是：鼓励社区大力开展讲卫生、树新风、除陋习活动；鼓励将文明健康生活方式纳入"五好文明家庭"评选标准；鼓励引导志愿者参与，指导社区居民形成健康生活方式；鼓励企业建立消费品有害物质限量披露及质量安全事故监测和报告制度；鼓励室内健身场所等公共场所安装空气净化装置，同时采用新风装置；鼓励用人单位充分考虑职工健康需要，为职工提供健康支持性环境。

第二个"7"，是政府部门要落实的七项具体工作。

一是制定健康社区、健康单位（企业）、健康学校等健康细胞工程建设规范和评价指标，打造卫生城镇升级版。

二是逐步建立环境与健康的调查、监测和风险评估制度。加强与群众健康密切相关的饮用水、空气、土壤等环境健康影响监测与评价，开展环境污染与疾病关系、健康风险预警以及防护干预研究，加强伤害监测，采取有效措施防控环境污染相关疾病。

三是普及环境健康知识，营造全社会关心、参与环境健康的良好氛围。开展公民环境与健康素养提升和科普宣传工作。

四是深入开展大气、水、土壤污染防治。加大饮用水工程设施投入、管理和维护，保障饮用水安全。加强城市公共安全基础设施建设，加大固体废弃物回收设施的投入，加强废弃物分类处置管理。

五是组织实施交通安全生命防护工程，提高交通安全技术标准，加强交通安全隐患治理，减少交通伤害事件的发生。提高企业、医院、学校、大型商场、文体娱乐场所等人员密集区域防灾抗灾及应对突发事件的能力。完善医疗机构无障碍设施。

六是强化重点领域质量安全监管。加强装饰装修材料、日用化学品、儿童玩具和用品等消费品的安全性评价，完善产品伤害监测体系，加强消费品绿色安全认证，建立消费品质量安全事故的强制报告制度。

七是加强环境污染对健康影响和健康防护攻关研究，着力研发一批关键核心技术，指导公众做好健康防护。

（二）热点问答

1. 在国家推进的污染防治攻坚战中，国家卫生健康委采取了哪些措施来保障群众健康

按照党中央、国务院的决策部署，国家卫生健康委认真贯彻落实《中共中央国务院关于全面加强生态环境保护坚决打好污染防治攻坚战的意见》，切实履行部门职责，制订了《坚决打好污染防治攻坚战全面加强环境与健康工作三年行动方案》，加大环境与健康工作力度。

一是重点加强与群众健康密切相关的饮用水、空气污染（雾霾）等环境健康影响监测与评价。截至目前，城乡饮用水卫生监测覆盖全国所有县市区和95%的乡镇，空气污染对人群健康影响监测覆盖全国所有省份84个城市164个监测点。农村环境健康危害因素监测在700个县14 000个村持续开展。二是完善环境卫生标准体系。目前，国家卫生健康委正在牵头组织开展对《生活饮用水卫生标准》和《室内空气质量标准》两项重大标准的修订工作。两项标准直接关系到每个人的身心健康，社会关注度较高，将于2020年发布实施。三是强化环境与健康科技支撑。推进大气重污染成因与治理联合攻关研究，开展"京津冀及周边地区大气污染对人群健康影响研究"以及"重污染天气"对普通人群、特定人群的生物效应等变化和急性健康影响的研究。四是组织在重点地区开展环境与健康专项调查和土壤环境质量对人群健康影响调查。这些都为打赢蓝天保卫战和污染防治攻坚战提供了科学的依据。五是广泛开展爱国卫生运动和城乡环境卫生整治，动员群众改善环境，指导农村户厕改造，减少垃圾、污水、粪便等对环境的污染。

2. 提升居民环境与健康素养的措施有哪些

一是要聚焦热点话题。建议从当前群众最为关心的雾霾防护、室内环境卫生、垃圾分类、饮用水卫生、虫媒消杀、抗生素农药污染等话题为切入点，以小切口设立微话题，组织专家提出权威科学的核心信息，展开科普宣传。

二是要开展培训巡讲。发动全国各级预防医学会、疾控中心等机构，以环境健康专家为主组建团队，深入学校和社区，广泛开展环境健康防护技能培训。

三是要发动社会力量。一方面可以聘请一些公众人物作为环境与健康形象大使，由他们将环境与健康的核心要点转化为朗朗上口的口号传播出去。另一方面要特别盯住大、中、小学学生群体,发挥他们的作用。中华预防医学会与中国疾病预防控制中心等专业机构协作,已连续组织开展了几届环境健康杯全国中小学生征文绘画比赛活动,受到社会的广泛关注和积极参与。这些学生的科普作品源于生活,鲜活生动,通俗易懂,能使科普宣传更加贴近实际、贴近群众、贴近生活。

3. 学会、专业机构在提升居民健康素养和健康环境促进行动中的作用有哪些

在 2016 年召开的"科技三会"上,习近平总书记对科技社团做出了"四个服务"的总体要求,提出科协组织(包括科技社团)要为广大科技工作者服务、为创新驱动发展服务、为提高全民科学素质服务、为党和政府科学决策服务。其中,为提高全民科学素养服务就是要做好科普工作。习近平总书记强调,科技创新和科学普及如鸟之两翼、车之两轮,是我国实现创新发展缺一不可的。因此,科普工作是学会一项极端重要的核心业务和核心职责!

以中华预防医学会为例,中华预防医学会是我国最大的公共卫生和预防医学领域科技社团,其正在从以下三个方面入手提升群众环境与健康素养:

一是加强组织动员,整合凝聚专家力量。建立学会科普专家咨询委员会,指导学会整体科普工作;组建居民素养培育专家团队;在每个分支机构设立科普联络员,定期提交原创的科普作品。

二是丰富科普内容,加大科普宣传。中华预防医学会已成立80 多个分支机构,其中环境卫生分会、消毒分会、农村饮水与环境卫生专业委员会、媒介生物学及控制分会、慢病防控分会、健康生活方式与社区卫生分会等分支机构的工作都与提升群众环境与健康素养密切相关;此外,学会的健康促进与教育分会和健康传播分会还汇聚了大量精通传播宣传的专家。这些分支机构已经开展了大量针对环境健康的科普宣传,下一步,将充分整合这些分支机构的科普资源,提出权威科学的环境与健康基本理念、基本知识和基本技能，分类制订公众环境健康防护指南，供国家卫生健康委健康中国等平台发布宣传，同时利用学会的工作网络加以传播推广。

三是建立激励机制，激发科技工作者科普热忱。2018年决定在中华预防医学会科学技术奖下设立科普奖，2019年将评选出第一批科普奖，也就是说如果科技工作者创作了好的科普作品、产生了好的传播效果，也会得到科技奖。

4. 室内空气污染的危害有哪些，如何防治

近年来室外空气污染作为百姓最关注的环境问题之一引起了国家的高度重视。自从大气污染行动计划执行以来，由于采取了多方面的有力措施，全国几乎所有遭受大气污染影响的城市的室外空气质量都有了明显改善。尽管要实现真正的蓝天还有很长的路要走，但这是一个很好的开局。

另一方面，由于大多数居民平均有90%左右时间在室内活动。就健康危害而言，室内空气对健康的影响远比室外污染大。目前对室内空气的重视程度相对不够。

室内空气污染的成因和特征大致可以分为两个类别。即没有室内排放源和有室内排放源的情况。在没有明显室内排放源的情况下，室内空气质量主要受室外大气污染影响。室内外空气的交换是很快的。即便在门窗紧闭的冬季，室外污染物也很容易扩散到室内。但是由于室内空间小，视野短，很高浓度的PM2.5肉眼也看不见。这种情况下采取有效的防护措施，如安装新风系统和空气净化器是很有效的。其效果远比仅仅出门戴口罩好。更严重的室内空气污染源自室内排放。做饭油烟、吸烟和装修都是大家熟悉的来源。甚至清扫和其他活动扬尘也会引起室内轻度污染。与这些排放源相比，应当引起特别关注的是在室内使用煤、柴和秸秆（统称固体燃料）做饭和取暖导致的室内空气污染。生活用固体燃料一方面对区域室外大气污染有重要贡献，更重要的是会

直接严重影响室内空气质量。

在我国农村，特别是西部和东北农村固体燃料做饭和取暖仍然非常普遍。而农村居民对空气污染及健康危害的认识及防范意识远不及城市居民。在使用固体燃料的农村厨房，做饭时 PM2.5 指数近千司空见惯。在华北取暖区，厨房和其他居室连通的农户的居民如果使用固体燃料，年均 PM2.5 暴露量可以达到 $200\mu g/m^3$ 左右。

正因为如此，在健康环境促进行动中倡议"个人和家庭"在"烹饪、取暖等活动中使用清洁能源（如气体燃料和电）"。除了个人的行动外，希望社会和媒体要更重视数亿农村居民，提高居民对使用固体燃料的健康危害认识。此外，政府也可以结合精准扶贫和新农村建设帮助农村居民，特别是发展滞后地区的农村居民尽早摆脱固体燃料，使用清洁能源。

事实上，目前在华北 2＋26 地区和汾渭平原推行的"双替代"在这方面取得了明显进展。尽管"双替代"和针对整个北方地区的"清洁取暖行动计划"的原始动因是改善区域大气质量，但其在降低室内空气污染方面的效果更加明显。国家卫生健康委目前在进行的室内空气标准修订也是推动室内空气质量改善的措施之一。

5. 室内和公共场所的健康防护措施有哪些

国家卫生健康委将继续按照党中央、国务院的部署和要求，抓好健康环境促进行动组织落实，全面有序推进环境与健康工作。

一是建立环境与健康调查、监测与风险评估制度。开展人体生物监测和健康风险评估，为完善防治策略和针对性更强的措施提供技术支撑。二是强化公共场所"中环境"和室内"小环境"与健康工作。在开展公共场所卫生监督监测基础上，强化公共场所卫生评价和室内环境健康风险评估工作，修订《公共场所卫生管理条例》，开展健康场所建设。三是开展环境污染与疾病关系、健康风险预警以及适宜技术等研究，做好科研成果转化与综合运用,特别是加强中医药对环境污染健康防护干预研究。四是加强公众健康科普知识宣传。普及环境健康知识,提升公众健康素养和风险防范意识,指导公众做好健康防护,正确使用口罩、空气净化器等健康防护产品,有效降低环境污染导致的健康危害。五是通过卫生城市、健康城市建设,强化城市环境健康管理,发动群众改善环境。推进医疗机构内生活垃圾分类管理,减少环境污染源和环境健康危险因素,保障群众健康。

6. 目前我国水质状况如何,卫生健康部门在保障饮水安全方面都有哪些措施

关于目前水质状况:饮用水是人类生产生活不可或缺的生命资源,获得安全的饮用水是人类生存的基本需求,保障饮用水安全是关乎国计民生的重要课题。近年来,在习近平总书记生态文明思想指导下,我国生态环境得到有效保护,水源水质量得到提高。住建、水利、环保、卫生等部门各负其责,新建集中式供水设施、升级改造自来水厂工艺、更新老旧管网,提高供水设施水平,加强水质检测监测,使我国城乡饮用水水质得到很大的提升,从全国范围监测结果来看,我国的饮用水总体是安全的,水质是好的。

关于保障饮水安全的措施:在保障饮用水安全方面,卫生健康部门开展的工作包括:

第一,开展城乡饮用水监测工作。2018年年底,全国31个省(自治区、直辖市)的334个地级及以上城市,共计2 875个县区纳入国家饮用水卫生监测网络,实现省、地、县三级全覆盖,并覆盖超过95%的乡镇。监督部门还开展饮用水监督抽检工作。

第二,在全国城乡饮用水水质监测工作的基础上,在重点流域、重点地区开展生活饮用水中新型污染物,如抗生素、全氟化合物等潜在污染物专项调查工作。

第三,开展饮用水相关标准的修订工作。《生活饮用水卫生标准》是保障安全饮水的基本技术规范。现行2006版生活饮用水标准包括 106 项指标，标准的实施对提升我国水质、保障群众饮水安全起到重要的作用。随着我国经济社会的快速发展，2018 年 3 月，国家卫生健康委联合相关部委，启动标准修订工作，标准实施效果追踪评价工作同时启动。本次标准修订贯彻以人为本的原则，以健康风险为核心，兼顾标准执行过程中的问题，保留反映水的基本特征的指标，优先将已经出现健康危害，特别是具有人群流行病学数据的物质纳入标准修订。与此同时，生活饮用水标准检验方法标准的修订也引入了最新检验方法，确保生活饮用水水质检测的准确和快速，新标准预计 2020 年发布，这对提升居民的饮水安全具有重要的意义。

第四，做好宣教工作，指导公众健康饮水、健康用水。卫生健康部门通过饮用水卫生宣传周、编制饮水安全与健康知识手册，开展饮用水安全知识进社区、进学校等活动，多方面开展宣教工作。一是节约用水。我国是一个水资源大国，但是人均水量不到世界平均水平的三分之一，健康环境促进行动倡导绿色节约、环保友好的生活方式，每个家庭和每个人首先要做的就是要节约用水。二是喝开水。中国人有一个特别好的习惯，就是饮用开水。煮沸可以有效地杀死病菌和各种微生物，从这个角度来说，中国人喝开水的习惯提升了饮用水的安全品质。这个好习惯一定要保持下去。三是勤洗手。倡导良好的个人卫生习惯，正确洗手。人们常常讲"病从口入"，实际上在这个过程中手起到了无法替代的拿取接送作用，也可以说病经手入。正确洗手首先要让大家知道什么情况下应该洗手，比如饭前饭后；便前便后；接触过血液、泪液、鼻涕、痰液和唾液之后；做完扫除工作之后；接触钱币之后；户外运动、作业、购物之后要洗手。还要指导公众正确洗手，宣传推荐规范的洗手步骤、方法和程序。倡导从幼儿阶段养成良好的正确洗手习惯。四是指导有条件的居民选择适宜的净水器具和设施。

第五，做好洪涝灾害和水污染事件应急处置工作。

7. 如何看待生活垃圾分类，动员群众进行生活垃圾分类在健康环境促进行动中有何重大意义

生活垃圾的潜在健康危害不容忽视，如果不加处理或处理不当则影响深远。每个家庭和个人每天都会产生生活垃圾，仅上海一个城市，每天产生生活垃圾大约 2 万吨。生活垃圾的简易堆放或不当处理，可以导致臭气蔓延，成为污染地表水、土壤和地下水的重要来源。这方面比较典型的案例有印度恒河的水污染问题，丢弃废电池导致的土壤重金属污染，乱扔塑料袋等引起的水体塑料微粒污染等。大力推进城乡生活垃圾分类处理，是当前世界各国共同关注的重大环境与健康问题。尽快在城乡基本建成生活垃圾分类处理系统，是对生活垃圾进行有效处置的一种科学管理方法系统。

生活垃圾分类是健康环境促进行动的重要举措之一。由于垃圾危害巨大，我国已于 2017 年全面禁止洋垃圾进口。对生活垃圾进行分类处理，通过堆肥处理、卫生填埋、焚烧发电等，可以实现垃圾源头减量、节约填埋土地、资源回收利用以及可观的经济效益，是应对生活垃圾污染挑战和保障人民群众健康的必然选项。当前我国进入中国特色社会主义新时代，拥有优良的人居环境，是人们对美好生活向往的本质需求。作为破解城乡垃圾难题、改善人居环境的有效手段，生活垃圾分类对于满足人民美好生活需要的重要作用不言而喻，对于落实生态文明建设和推进可持续发展具有重大意义。

个人和家庭是实施生活垃圾分类的主体。提倡每个城乡家庭积极实施生活垃圾分类并及时清理，将废电池等各种固体废弃物主动投放到相应的回收地点及设施中，尽量避免垃圾秸秆的露天焚烧等。每个人和每个家庭都要努力学习垃圾分类的知识，树立生活垃圾分类的观念，掌握生活垃圾分类的要求和要点，让垃圾分类逐渐成为每个人和每个家庭的自觉习惯。在购买环节尽量选用可回收包装的环保产品，投放前纸类垃圾应尽量叠放整齐，瓶罐类物品应尽可能清理干净后投放，餐厨垃圾应做到干湿分开和袋装密闭投放。投放时应按照城乡当地的垃圾分类管理要求，按照垃圾分类标志分别定点投放等。

发挥政府生活垃圾分类管理的主体作用。各级政府要落实生活垃圾分类管理的主体责任，强化公共机构和企业示范带头作用，引导居民逐步养成主动分类的习惯，管好垃圾分类后从垃圾桶到末端处置的所有环节，形成全社会共同参与垃圾分类的良好氛围。以社区为着力点，加强主动宣传，加快生活垃圾分类设施建设；加强分类投放、分类收集、分类运输、分类处理各环节有机衔接。加强生活垃圾分类配套体系建设，建立与分类品种相配套的收运体系，建立与再生资源利用相协调的回收体系，完善与垃圾分类相衔接的终端处理设施，探索建立垃圾协同处置利用基地等。

总之，建设好生活垃圾分类处理系统，对于建设健康环境意义重大，需要个人、社会、企业、政府等在多个层面的协作努力。

七、妇幼健康促进行动

（一）重点解读

妇女儿童健康是全民健康的基石，是衡量社会文明进步的标尺，是人类可持续发展的前提，也是实现健康中国战略目标的重要支撑。经过不懈努力，我国妇女儿童健康水平持续提高，妇幼健康核心指标总体上优于中高收入国家平均水平，推动了我国妇幼健康事业进入新时代。同时，面临许多新形势。

服务供给方面，优质资源总量不足，生育全程服务覆盖不广泛，发展不平衡、服务不充分的矛盾依然存在。服务需求方面，日益增多，呈现多元化、多层次，人民群众对妇幼健康服务期望更高。同时，出生缺陷不仅严重影响儿童的生命健康和生活质量，而且影响人口健康素质；宫颈癌和乳腺癌高发态势仍未扭转；儿童早期发展工作亟须加强。服务理念方面，妇幼健康工作正在从保障妇女儿童健康生存向促进妇女儿童全面发展转变。

迎接新挑战，顺应新形势，必须坚守和传承妇幼健康工作好的理念和经验。一是以妇女儿童健康为中心，坚持"大妇幼、大健康"理念，推动"以治病为中心"向"以人民健康为中心"转变。二是政府主导、共建共享，充分发挥政府主导作用，引导社会广泛参与，激发个人是自己健康第一责任人意识，实现人民共建共享。三是预防为主，防治结合，不断坚持和发展"保健与临床相结合、个体与群体相结合、中医与西医相结合"的具有中国特色的妇幼健康发展道路。四是推进生育全程医疗保健服务。以提高妇女儿童健康水平为核心，为妇女儿童提供连续规范的医疗保健服务，推动相关政策措施和服务有效衔接，实现对妇女儿童全方位、全周期的服务和保障。

在健康中国行动中，妇女儿童作为重点人群，明确提出了实施妇幼健康促进行动的目标、考核指标、实现路径和工作措施。孕产妇死亡率、婴儿死亡率、5岁以下儿童死亡率等妇幼健康主要结果性指标及其他目标与《"健康中国2030"规划纲要》相衔接，结合实际合理提出了个人倡导性指标和政府工作指标。

面向个人和家庭，提出了孕育健康新生命、保障母婴安全、科学养育儿童、预防儿童疾病、促进生殖健康等5个方面的健康倡议，是每一个人都应该掌握的最基本、最核心的妇幼健康知识。

面向社会和政府，分别提出完善妇幼健康服务体系建设，优化生育全程服务，加强婚育指导、避孕服务和女职工保护，开展孕前保健和产前筛查服务，保障母婴安全，加强新生儿疾病筛查和救治，做实0~6岁儿童健康管理，加强儿童早期发展服务，防治妇女儿童常见病，开展妇幼健康中医药服务等 10 项具体工作措施，进一步明确各有关部门职责，共同织起了促进妇女儿童健康的政策保障网。

下一步，国家卫生健康委将继续加强对妇幼健康促进行动的宣传，让党和国家的好政策深入人心。同时，推动党中央、国务院工作部署落实，让各项政策措施落地生根、取得实效。

一是按照《"健康中国 2030"规划纲要》《国务院关于实施健康中国行动的意见》和《健康中国行动（2019—2030 年）》部署，聚焦重点，强化措施，优化服务，创新管理，推动部门、社会和个人共同参与，确保相关目标实现。

二是针对出生缺陷，儿童重大疾病，妇女宫颈癌、乳腺癌等影响妇女儿童健康的突出问题和主要影响因素，精准施策，补齐短板，预防和减少妇女儿童疾病发生。

三是以满足妇女儿童美好生活需要为目标，创新服务理念，拓展服务内涵，提升服务功能，实现对妇女儿童全方位、全周期健康保障，促进妇女儿童全面发展。

四是以党的政治建设为统领，坚守妇幼健康工作者保健康促发展的初心与使命，保持战略定力，凝心聚力，牢记使命，为健康中国建设贡献力量。

保障妇女儿童健康是个人、家庭、社会和政府的共同责任，需要各方齐心协力，共同保障妇女儿童健康，推动中华民族持续发展。

（二）热点问答

1. 现阶段，我国出生缺陷形势如何

出生缺陷是指婴儿出生前发生的身体结构、功能或代谢异常，是导致早期流产、死胎、婴幼儿死亡和先天残疾的重要原因，严重影响儿童的生存和生活质量，给患儿及其家庭带来巨大痛苦和经济负担。出生缺陷病种多、成因复杂，防治出生缺陷是世界性难

题,通常采取三级预防策略。多年来,国家卫生健康委坚持预防为主、防治结合原则,以实施重大专项为抓手,以强化体系建设做支撑,不断完善政策措施,健全制度机制,推进三级防治措施落实。通过不懈努力,出生缺陷防治工作成效明显,部分结构畸形等重大出生缺陷疾病围产期发生率呈下降趋势,出生缺陷导致的婴儿死亡显著减少,为妇女儿童健康状况的持续改善发挥了重要作用。

2. 今后我国如何加强出生缺陷防治工作

国家卫生健康委将以实施健康中国行动为主线,坚持目标和需求导向,扎实推进三级防治措施政策落实,全力保障妇幼健康,助力健康中国建设。一是广泛开展一级预防。加大宣传教育力度,编制出生缺陷防治健康教育系列核心信息和知识要点,提高公众相关知识知晓率。持续举办"爱心传递 防治出生缺陷"公益行、"预防出生缺陷日""世界地贫日"主题宣传等活动,营造良好氛围。推广婚姻登记、婚前检查和生育咨询指导"一站式"服务,统筹推进婚前保健、孕前优生检查、增补叶酸等生育全程服务有效落实,引导群众主动接受婚前孕前优生服务。二是积极推进二级预防。组建全国产前诊断专家组,编制产前筛查机构和产前诊断机构设置标准,加强人才队伍和服务网络建设。进一步规范和加强产前筛查与诊断,普及产前筛查适宜技术,规范孕妇外周血胎儿游离 DNA 产前筛查与诊断有序开展。继续实施地中海贫血防控项目,指导项目地区加强地中海贫血防控实验室规范化建设和管理,稳步提高免费服务覆盖面和可及性。三是全面落实三级预防。积极推进新生儿疾病筛查,逐步扩大筛查病种范围,深入实施新生儿先天性心脏病筛查和贫困地区新生儿疾病筛查项目。进一步扩大先天性结构畸形救助项目和遗传代谢病救助项目实施范围,逐步完善救助服务和管理网络,推进将更多的出生缺陷疾病纳入大病专项集中救治范围,助力健康扶贫。

3. 怎样才能生个健康宝宝

生个健康宝宝，需要的一是适龄婚育，科学备孕；二是预防为主，规范检查；三是防范风险，安全分娩；四是温馨服务，家庭呵护。这样才能怀得上、孕得优、生得安全、生得舒心。

4. 政府有关部门在加强儿童早期发展中可以提供哪些服务

儿童早期是人生的黄金时期，这一时期对儿童进行科学干预，能使儿童的体格、心理、认知、情感和社会适应性达到最佳状态。从经济学角度看，在儿童早期投入是生命全周期中人力资本投入产出比最高的，可以达到 1∶7 以上的投资回报率。因此，儿童早期潜能的开发，不仅决定了个体的发展潜力，同时也深刻影响着国家人力资源竞争力。推进农村儿童早期发展，能从源头上阻断贫困代际传递。在国家竞争力更多取决于健康人力资源的今天，儿童早期发展已经成为国家反贫困战略和可持续发展的重要组成部分。下一步，国家卫生健康委将重点从以下几个方面推进儿童早期发展工作：

一是强化儿童养护人为儿童健康第一责任人理念，培养儿童健康生活方式。以家庭、社区、托幼机构为重点，加大健康知识宣传力度，提高儿童养护人健康素养。

二是强化儿童健康管理。扎实做好国家免费为全国城乡所有 0~6 岁儿童提供的 13 次健康检查，结合母子健康手册使用，利用"互联网 + 妇幼保健"的模式，推进儿童健康动态管理。家长也要按照儿童保健的要求，定期配合做好这些保健工作。

三是加强儿童营养改善工作。实施婴幼儿喂养策略，强化医疗保健人员和儿童养护人婴幼儿科学喂养知识和技能。创新爱婴医院管理，营造爱婴爱母的良好社会氛围，在全社会提倡、促进和支持母乳喂养。同时，按照中共中央、国务院关于脱贫攻坚指导意见的要求，做好贫困地区婴幼儿营养改善项目，2019 年覆盖所有国家级贫困县。这个项目是 2012 年启动的，是由国家免费为贫困地区 6～24 月龄婴幼儿每天提供 1 包富含蛋白质、维生素和矿物质的辅食营养补充品。截至 2018 年年底，累计 722 万儿童受益。2017 年项目持续监测地区 6～24 月龄婴幼儿平均贫血率和生长迟缓率分别为 17.6% 和 6.4%，与 2012 年基线调查相比分别下降 46.5% 和 36.6%。

四是发挥儿童早期发展示范基地引领作用，提高儿童早期发展服务的供给。为了推进和规范医疗机构开展儿童早期发展服务，国家卫生健康委妇幼司开展了儿童早期发展示范基地创建工作，创建国家级示范基地 50 家。今后，将发挥儿童早期发展示范基地的示范引领作用，进一步推进儿童健康服务机构开展全面、优质的儿童早期发展服务。

五是探索农村地区儿童早期发展服务模式。为了促进儿童早期发展均等化，国家卫生健康委妇幼司与联合国儿童基金会合作开展了贫困地区儿童早期综合发展试点项目，项目地区 0～3 岁儿童发育迟缓率从 2013 年的 45.1% 下降到 2016 年的 26.5%；项目地区 0～3 岁儿童的粗大动作、精细动作、解决问题能力、沟通能力等改善程度明显优于对照组，有效促进了 0～3 岁儿童早期发展。2019 年，在总结项目经验的基础上，组织专家编制了《农村儿童早期发展服务规范（试行）》和《农村儿童早期发展试点工作方案》，计划在全国 10 个省的 26 个县开展农村儿童早期发展试点工作，进一步探索包括儿童健康基本公共卫生服务、家庭养育照护风险筛查、入户家访干预、养育照护小组活动等在内的儿童早期发展服务模式和内容，促进儿童早期发展进农村、进家庭。

5. 从医院角度缓解儿科供给和需求突出矛盾的经验与措施有哪些

以首都儿科研究所为例，一是通过儿科医联体工作、对口扶贫工作和远程医疗工作，提升北京市和帮扶地区儿科服务能力。按照北京市卫生健康委的统一部署，在北京市内建立儿童医联体，首都儿科研究所与朝阳医院、同仁医院、垂杨柳医院、高碑店社区卫生服务中心、太阳宫社区卫生服务中心等机构建立紧密型儿科医联体，通过派驻专业管理人员、临床带教、质量控制、进修培训、联合发展等多种方式，促进优质资源纵向延伸，提高北京市内儿科优质医疗服务同质化水平；同时，按照北京市卫生健康委对口帮扶的部署，对西藏拉萨、新疆和田和内蒙古卓资县开展对口支援工作。通过持续加大儿科专业人员的培养力度，加强儿童卫生健康专业机构的建设，有效开展技术支撑和技术援助工作。

二是加强医院内部管理，改善医院服务模式。首都儿科研究所按照北京市卫生健康委部署的改善医疗服务行动计划，倡导开展"指尖就医"的互联网＋医疗服务模式，在网络挂号、智能导诊、智能报到、分时候诊、复诊、智能药品配送、网络查询检查诊断结果等方面实现"一指通"，方便患儿就医。

6. 如何加强妇女"两癌"检查工作

宫颈癌和乳腺癌（以下简称"两癌"）是严重威胁妇女健康的恶性肿瘤。我国政府一直高度重视妇女"两癌"防治工作，尤其是2009年以来，将农村妇女"两癌"检查列入重大公共卫生服务项目，对项目地区35～64岁农村妇女免费进行"两癌"检查，取得明显成效。2009—2018年，全国合计开展宫颈癌免费检查近1亿人次，乳腺癌免费检查超过3 000万人次。

国家"两癌"检查项目产生了明显的辐射效应，地方各级政府不断加大妇女"两癌"检查工作支持力度。2018年，宫颈癌检查已覆盖全国2 644个县（市、区），占全国县（市、区）总数的87%；乳腺癌检查工作已覆盖全国2 456个县（市、区），占全国县（市、区）总数的81%。21个省（自治区、直辖市）已实现妇女"两癌"检查工作覆盖省内所有农村地区，其中13个省（自治区、直辖市）还实现了省内城乡地区全覆盖，有力促进了城乡妇女健康水平的提高。

下一步,将继续推动妇女"两癌"检查工作,促进"两癌"早诊早治。

一是加强健康教育,提高自我保护意识。开发"两癌"防治核心知识健康教育材料,组织专家开展科普讲座,多种渠道传播"两癌"防控科学知识,做好对适龄妇女的科普和组织动员工作。加强医务人员"两癌"防控宣传意识和健康教育传播技能,利用组织开展筛查的时机,开展健康教育与咨询,提高妇女的自我保健意识和技能。

二是建立多元联动的立体化"两癌"防治体系。加强中央地方协调,国家层面负责"两癌"防治顶层设计,明确工作目标和策略;地方作为落实主体,保障所需经费,并负责组织实施。积极推动将"两癌"筛查纳入基本医疗保险,加大报销比例,对部分特殊人群通过医疗救助实现免费治疗。

三是以农村为重点,逐步扩大"两癌"检查覆盖面。在总结前期项目经验和成效的基础上,指导各地合理分配中央转移支付资金,加强地方资金投入,积极统筹社会资源,以农村地区和贫困地区为重点,逐步扩大妇女"两癌"检查覆盖面。

7. 为了更好地为妇女儿童服务,如何加强妇幼健康服务体系建设

妇幼健康服务体系是中国最早建立的公共卫生服务体系之一。经过 70 年的不断发展,我国逐步形成以妇幼保健机构为核心、以基层医疗卫生机构为基础、以大中型综合医院、专科医院和相关科研教学机构为支撑的具有中国特色、防治结合的妇幼健康服务体系。

妇幼保健机构是为妇女儿童提供基本医疗和预防保健服务的专业机构,在减少孕产妇死亡和儿童死亡、提高出生人口素质、促进妇女儿童健康发展方面发挥着极其重要的作用。2011—2020年中国妇女儿童发展纲要明确提出,省、市、县均要设置 1 所政府举办、标准化的妇幼保健机构。截至 2018 年，全国共有妇幼保健机构 3 080 家，妇产医院 807 家，儿童医院 129 家，从业人员近 64 万人，年门诊量 4.0 亿人次，年住院 1 379 万人次，床位 33.8 万张，各类医疗机构中妇产科和儿科床位数持续增加。2018 年全国孕产妇死亡率下降到 18.3/10 万，婴儿死亡率下降到 6.1‰，人均预期寿命达到 77.0 岁，优于中高收入国家平均水平，被世界卫生组织评为"妇幼健康高绩效国家"。

各级妇幼保健机构坚持"以保健为中心，以保障生殖健康为目的，保健与临床相结合，面向群体、面向基层和预防为主"的妇幼卫生工作方针，为妇女儿童提供全生命周期的服务，并受卫生健康行政部门委托承担辖区妇幼卫生业务管理和技术支持。各级妇幼保健机构既为妇女儿童提供孕产保健、儿童保健、妇女保健等预防保健服务，又同时做好与妇女儿童健康密切相关的基本医疗服务，努力使广大妇女儿童既能看好病，又能不生病、少生病，真正实现了从"以治病为中心"到"以人民健康为中心"的转变，被誉为"防治结合"的典范。

"十三五"期间，在国家发展改革委的大力支持下，国家启动实施了妇幼健康保障工程，2016—2019 年，中央下达预算内投资 100.5 亿元，支持 594 个妇幼保健机构建设，投资规模较"十二五"时期明显提高，项目地区妇幼保健机构基础设施明显改善，服务能力显著提升，形象面貌焕然一新。根据全国妇幼保健机构监测数据，截至 2018 年，全国妇幼保健机构共有职工 52.08 万人，较 2015 年（41.56 万）增长了 25.3%；共有床位 25.19 万张，较 2015 年（20.79 万张）增长了 21.2%。2015—2018 年，省、市、县三级妇幼保健机构购建业务用房总面积年增长率分别达到 9.4%、15.8% 和 12.5%。截至 2018 年，全国妇幼保健机构诊疗人次 3.59 亿人次，较 2015 年（2.76 亿）增长了 30.1%；出院人数 1 122.68 万人，较 2015 年（949.7 万人）增长了 18.2%。2018 年全国妇幼保健机构总活产数 376.7 万，占全国总活产数的 24.7%，其中年分娩量 5 000以上的妇幼保健机构达到 172 个。各级妇幼保健机构危重孕产妇和新生儿救治能力不断增强，全国有 613 个妇幼保健机构承担了区域危重孕产妇救治中心职责，614 个妇幼保健机构承担了区域危重新生儿救治中心职责。在加强服务能力的基础上，各级妇幼保健机构积极推进妇幼健康服务模式供给侧改革，着力推进机构内部业务部门改革重组，打破过去"防"和"治"的科室分别设置的格局，以"孕产妇""儿童""妇女（非孕期）"健康需求为出发点，整合"预防保健"和"临床医疗"服务，组建孕产保健部、儿童保健部和妇女保健部，构建便民利民、连续系统的整合型医疗卫生服务新模式。

8. 在高龄孕产妇比例明显升高的形势下，如何维护母婴安全

多年来，在全国医务工作者不懈努力下，我国孕产妇死亡率和婴儿死亡率稳步下降，提前实现了联合国千年发展目标相关指标，被世界卫生组织评为"妇幼健康高绩效国家"。但是近年来，特别是全面两孩政策实施后，高龄孕产妇比例明显升高，妊娠风险显著增加，母婴安全面临新的挑战。

下一步，我们将以推进健康中国建设为中心，以实施妇幼健康促进行动为主线，以实施母婴安全行动计划为抓手，推动落实"母婴安全五项制度"，打出一套孕产妇安全管理"组合拳"。一是开展妊娠风险筛查与评估。按照风险严重程度分别以"绿（低风险）、黄（一般风险）、橙（较高风险）、红（高风险）、紫（传染病）"5种颜色进行分级标注，实施分类管理。二是加强高危孕产妇专案管理。将妊娠风险分级为"橙色""红色"和"紫色"的孕产妇作为重点人群纳入高危孕产妇专案管理，努力做到"发现一例、登记一例、报告一例、管理一例、救治一例"。三是强化危急重症救治。在已经基本建立的各级危重孕产妇和新生儿救治转诊网络基础上，狠抓分片责任落实，健全协调协作机制，提升临床救治能力。

四是做好孕产妇死亡个案报告,动态掌握母婴安全形势。五是落实约谈通报制度,层层压实工作责任。确保到 2030 年,孕产妇死亡率下降到 12/10 万,婴儿死亡率下降到 5‰,如期实现《"健康中国 2030"规划纲要》确定的任务目标。

八、中小学健康促进行动

(一)重点解读

党中央、国务院高度重视学生健康成长。习近平总书记和李克强总理、孙春兰副总理等中央领导多次对儿童青少年近视、体质健康、传染病防控、食品安全、校医配备等做出重要指示和批示,为加强和改进学生健康工作指明了前进方向、提供了根本遵循。教育系统全面贯彻落实习近平新时代中国特色社会主义思想和全国教育大会精神,健康第一的教育理念更加深入人心,中小学健康促进工作成效明显。近日,国务院印发《关于实施健康中国行动的意见》,提出实施中小学健康促进行动,动员家庭、学校和社会共同行动起来,维护和促进中小学生身心健康。

1. 中小学健康促进行动主要指标和相关方面行动

《关于实施健康中国行动的意见》从全方位干预健康影响因素、维护全生命周期健康和防控重大疾病等三方面提出实施 15 项行动,中小学健康促进行动是维护全生命周期健康至关重要的一个行动。

加强中小学健康促进,增强青少年体质,是促进中小学生健康成长和全面发展的需要。当前,实施中小学健康促进行动、加强学校卫生与健康教育工作面临着很多新挑战。学生近视率居高不下、体质健康水平亟待提高、中小学生肥胖和校医总体配备率不高等问题亟待解决。2014 年中国学生体质与健康调研结果显示,我国 7～18 岁城市男生和女生的肥胖检出率分别为 11.1% 和 5.8%，农村男生和女生的肥胖检出率分别为 7.7% 和 4.5%。2018 年全国儿童青少年总体近视率为 53.6%，6 岁儿童近视率为 14.5%，小学生近视率为 36.0%，初中生近视率为 71.6%，高中生近视率为 81.0%。中小学生处于成长发育的关键阶段。随着成长发育，中小学生自我意识逐渐增强，认知、情感、意志、个性发展逐渐成熟，世界观、人生观、价值观逐渐形成。有效保护、积极促进中小学生身心健康成长意义重大。

（1）主要指标：中小学健康促进行动确定了行动目标，提出政府、学校、家庭、学生四个层面应采取的主要举措。行动目标包括预期性指标、约束性指标和倡导性指标。

预期性指标是国家学生体质健康标准达标优良率。约束性指标是全国儿童青少年总体近视率、符合要求的中小学体育与健康课程开课率、中小学生每天校内体育活动时间、学校眼保健操普及率、校医和心理健康工作人员配备比例。倡导性指标是中小学生每天在校外接触自然光时间 1 小时以上；小学生、初中生、高中生每天睡眠时间分别不少于 10、9、8 个小时；中小学生非学习目的使用电子屏幕产品单次不宜超过 15 分钟，每天累计不宜超过 1 小时；学校鼓励引导学生达到《国家学生体质健康标准》良好及以上水平。

（2）相关方面行动：中小学健康促进行动是系统工程，需要动员政府、学校、家庭、学生各方面行动起来，共同维护学生身心健康。

1）政府：要进一步健全学校体育卫生工作制度和体系。制定健康学校标准，开展健康学校建设。深化学校体育、健康教育教学改革，全国中小学普遍开设体育与健康课程。加强现有中小学卫生保健机构建设。坚决治理规范校外培训机构。积极引导支持社会力量开展各类儿童青少年体育活动。实施网络游戏总量调控。完善学生健康体检制度和学生体质健康监测制度。把学校体育工作和学生体质健康状况纳入对地方政府、教育行政部门和学校的考核评价体系，与学校负责人奖惩挂钩。把健康知识、急救知识的掌握程度和体质健康测试情况作为学生评优评先、毕业考核和升学的重要指标。将高中体育科目纳入高中学业水平测试或高考综合评价体系，鼓励高校探索在特殊类型招生中增设体育科目测试。

2）学校：严格依据国家课程方案和课程标准组织安排教学活动。全面推进义务教育学校免试就近入学全覆盖。改善教学设施和条件。严格组织全体学生每天上下午各做1次眼保健操。强化体育课和课外锻炼。严格落实体育与健康课程方案。指导学生科学规范使用电子屏幕产品。加强医务室建设和校医、心理健康工作人员配备。

3）家庭：要给予孩子健康知识，带动和帮助孩子形成良好健康行为；注重教养方式方法；做孩子的倾听者，关注孩子的心理健康；保障孩子睡眠时间；营造良好的家庭体育运动氛围，积极引导孩子进行户外活动或体育锻炼，确保孩子每天在校外接触自然光的时间达到1小时以上。陪伴孩子时尽量减少使用电子屏幕产品。切实减轻孩子家庭和校外学业负担。保障营养质量。随时关注孩子健康状况，发现孩子出现疾病早期征象时，及时咨询专业人员或带其到医疗机构检查。

4）学生：要科学运动，每天累计参加至少1小时中等强度及以上的运动，培养终身运动的习惯；主动学习掌握科学用眼、护眼等健康知识，养成健康用眼习惯；保持健康体重，学会选择食物和合理搭配食物的生活技能。了解传染病防控知识，增强体质；掌握科学的应对方法，促进心理健康；合理、安全使用网络，抵制网络成瘾；保证充足的睡眠，不熬夜。

2. 中小学健康促进行动已开展的主要工作

在党中央、国务院坚强领导下，国家卫生健康委、体育总局等相关部门大力支持,地方、学校、学生、家长共同努力,教育部不断完善政策制度体系,持续强化学校体育,扎实推进近视防控,不断深化健康教育,牢固树立健康第一的教育理念,中小学健康促进工作成效显著,为实施中小学健康促进行动打下了良好基础。

(1)持续强化学校体育:印发《国务院办公厅关于强化学校体育促进学生身心健康全面发展的意见》,强化体育课和课外锻炼。印发《教育部等六部门关于加快发展青少年校园足球工作的意见》《教育部等四部门关于加快推进全国青少年冰雪运动进校园的指导意见》,遴选校园足球特色学校24 126所、校园篮球特色学校1 944所、冰雪运动特色学校1 024所、冬季奥林匹克教育示范学校611所、网球特色学校185所。完善学校体育评价机制,2019年高校自主招生考试加试体育。

(2)扎实推进综合防控儿童青少年近视:教育部等八部门印发《综合防控儿童青少年近视实施方案》。召开全国综合防控儿童青少年近视暨推进学校卫生与健康教育工作视频会议,强化工作部署。会同国家卫生健康委与省级人民政府签订全面加强儿童青少年近视综合防控工作责任书,明确三方职责任务。会同中央宣传部、国家卫生健康委、体育总局等八部门,建立全国综合防控儿童青少年近视工作联席会议机制。强化示范引领,建设113个儿童青少年近视防控改革试验区和试点县(市、区)。组建第一批全国综合防控儿童青少年近视专家宣讲团,将组织宣讲与赴地方调研督导相结合并举办系列宣讲。指导和督促各地研制省级综合防控儿童青少年近视实施方案,24个省份印发省级实施方案,明确重点任务和要求。

(3)不断深化健康教育:印发《学校食品安全与营养健康管理规定》,明确教育、市场监管和卫生健康等部门职责,细化学校主体责任,推动地方和学校严格落实食品安全"四个最严"要求,强化学校营养健康管理。部署开展2019年"师生健康 中国健康"主题健康教育活动，从国家、省级教育行政部门和学校三个层面明确主题健康教育活动主要内容，引导师生树立正确健康观、提升健康素养，形成健康行为和生活方式。连续两年举办"师生健康 中国健康"主题健康教育活动全国启动仪式。

3. 中小学健康促进行动下一步主要安排

根据国务院印发的《关于实施健康中国行动的意见》部署，结合中小学生健康状况和健康需求，明确中小学健康促进行动重点安排。

一是完善中小学健康促进行动政策制度。教育部研制出台《全面加强和改进新时代学校体育美育工作的意见》，明确未来一个时期加强体育美育、促进学生德智体美劳全面发展的总体思路、基本原则、重点任务和保障措施。出台全面加强和改进新时代学校卫生与健康教育工作专门文件。将国家学生体质健康标准优良率、体育与健康课程开课率、学生每天校内体育活动时间、校医和心理健康工作人员配备比例等考核指标作为重要导向，为实施好中小学健康促进行动提供制度保障。

二是强化学校体育改革。严格落实国家体育与健康课程标准，开齐开足体育与健康课程，着力改善师资、场地、设施、运动风险防范等办学条件。聚焦"教会、勤练、常赛"，完善学校体育"健康知识＋基本运动技能＋专项运动技能"教学模式，确保中小学生每天在校 1 小时以上体育活动时间。大力发展校园足球，持续推进篮球、冰雪运动、网球等学校体育项目，通过学校体育改革，让青少年学生在体育锻炼中享受乐趣、增强体质、健全人格、锤炼意志。

三是深化健康教育。研制大中小幼一体化循序渐进、螺旋上升的健康教育大纲，确定各教育阶段健康教育必知必会的知识与技能。持续推进"师生健康 中国健康"主题健康教育活动，丰富健康教育资源供给。组建中小学健康教育教学指导委员会，充分发挥专家的咨询、研究、评估、指导作用。加强健康教育教师、校医、心理健康工作队伍和中小学卫生保健机构建设。推动地方和学校严格落实《学校食品安全与营养健康管理规定》。

四是落实减负措施。从规范学校办学行为、严格校外培训机构管理、家庭履行教育监护责任、强化政府管理监督等方面，将减负三十条逐项落实到位。推进育人方式改革，发展素质教育，扭转不科学的教育评价导向，引导全社会树立科学教育质量观和人才培养观，切实减轻违背教育教学规律、有损中小学生身心健康的过重学业负担。

五是推进学生体质健康监测。每年组织开展《国家学生体质健康标准》测试抽查复核，每5年开展一次全国学生体质健康调研与监测，确保准确掌握学生体质健康状况和发展趋势。教育部会同体育总局、国家卫生健康委等部门开展好新一轮全国学生体质健康调研与监测，从身体形态、功能、素质和健康检查等方面实施监测与调研，为加强中小学健康促进工作提供实证数据支撑。

六是持续抓好近视防控。把降低儿童青少年近视率作为实施中小学健康促进行动的核心指标，作为检验减轻课业负担、加强学校体育、教会健康知识和技能的重要标尺，着力实现学生体质健康水平升上去、近视率降下来"一升一降"目标。在前期召开视频会议强化部署、与省级人民政府签订责任书、建立联席会议机制、推进改革试验试点、组建专家宣讲团等基础上，系统总结《综合防控儿童青少年近视实施方案》印发一年来的工作进展，召开第一次联席会议。研制出台近视防控评议考核办法，督促地方落实近视防控责任书，把"年底交账"的刚性要求落到实处。

（二）热点问答

1. 为什么把推动近视防控工作上升为国家战略

2018年习近平总书记对学生近视问题作出重要指示，有重大深远的战略考量，为综合防控儿童青少年近视工作提供根本遵循和方法指南。习近平总书记对学生近视问题的重要指示和教育部等八部门联合印发的《综合防控儿童青少年近视实施方案》（以下简称《实施方案》）推动近视防控上升为国家战略。

（1）深刻领会习近平总书记重要指示精神：确立了战略高度。习近平总书记指出，我国学生近视呈现高发、低龄化趋势，严重影响孩子们的身心健康，这是一个关系国家和民族未来的大问题，必须高度重视。这明确了综合防控儿童青少年近视工作，在党和国家治国理政、中华民族未来发展中的重大战略地位。

提出了负面管理底线。习近平总书记强调不能任其发展。这就是相关部门和省级人民政府综合防控儿童青少年近视工作的"底线""红线"。

指明了路径方法。习近平总书记指出，要结合深化教育改革，拿出有效的综合防治方案，并督促各地区、各有关部门抓好落实。2018年印发的《实施方案》就是总书记要求拿出的有效的综合防治方案。2018年年底，九部门联合印发了《中小学生减负三十条》，这是教育部结合深化教育改革，通过减负来推动和促进近视防控的重大举措。近期，教育部、国家卫生健康委与各省级人民政府签订责任书就是督促各地区、各有关部门抓好落实的最重要行动。2019年还将印发《全面加强和改进新时代学校体育美育工作的意见》，强化学校体育美育工作。

着眼于全民攻坚。习近平总书记强调指出，全社会都要行动起来，共同呵护好孩子的眼睛，让他们拥有一个光明的未来。为了给孩子们一个光明的未来，关键和重中之重就是要以习近平新时代中国特色社会主义思想为指引，坚决贯彻落实习近平总书记重要指示精神，自觉提高政治站位，强化履职尽责能力，以高度的政治责任感，以着眼长远的战略定力，以改革创新的精神状态，以求真务实的工作作风，以高质量的贯彻落实工作，常抓不懈，紧密配合，打一场防控近视的攻坚战、持久战，给党中央和人民群众交上一份满意答卷。全社会行动起来，首先是党和政府要行动起来，签订责任书就是一个重要示范，带动家长、学生、老师、医生、媒体等方方面面都行动起来。

（2）正确认识儿童青少年近视高发问题：近年来，儿童青少年近视呈现高发、低龄化态势，应当引起各部门、各地方、各级各类学校以及社会各界高度重视。青少年是国家的未来，民族的希望。视力健康是衡量青少年体质健康状况和水平的一项重要指标。培养担当民族复兴大任的时代新人，必须是德智体美劳全面发展。当今世界各国青少年之间的比拼和竞争，既是智力的较量，也是体质的竞争。

从世界范围看，美国青少年近视率约25%，德国青少年近视率在15%以下，英国小学毕业生近视率低于10%。日本2017年小学生近视率为32.5%，初中生近视率为56.3%。我国学生近视率比日本高出许多。

儿童青少年近视高发对国家发展造成诸多不利影响，调查显示，我国现有3.2亿视力有缺陷的劳动力，每年造成的经济损失高达5 600亿元。一些对视力要求较高的军事、航天、精密制造等行业将来可能面临无人可招、无才可选的局面。

儿童青少年近视高发直接影响人民对美好生活的追求。近视的发生和危害不可逆转，高度近视是视力致盲的第一病因。儿童青少年近视高发不仅危害当代人口素质，还可能殃及子孙后代。研究证实，高度近视存在一定遗传倾向，可能给我国出生人口质量带来一定负面影响。这将影响到推进健康中国建设，影响中华民族的可持续发展。

这些年，青少年近视问题一直在抓，采取的办法不少，但总的看措施落实不是很到位，效果不是很明显，近视高发、低龄化趋势没有得到有效遏制，甚至这种趋势在一些地方、一些年龄段还在恶化。要切实增强使命感、责任感、紧迫感，切实把思想和行动统一到习近平总书记重要指示精神上来，统一到党中央、国务院的决策部署上来，把这项工作切实提上重要工作议程。

2. 教育部门如何加强学生体育锻炼和户外活动，促进近视防控

（1）政策倡导"1＋1"两个小时：户外活动是预防近视最经济、最直接的重要手段。《实施方案》明确要求学校要强化体育课和课外锻炼，确保中小学生在校时每天1小时以上上体育活动时间。倡导家庭增加户外活动和锻炼，让孩子在家时每天接触户外自然光的时间达1小时以上。

根据《实施方案》要求，学校要严格落实国家体育与健康课程标准，确保小学一二年级每周4课时，三至六年级和初中每周3课时，高中阶段每周2课时。中小学校每天安排30分钟大课间体育活动。按照动静结合、视近与视远交替的原则，有序组织和督促学生在课间时到室外活动或远眺，防止学生持续疲劳用眼。全面实施寒暑假学生体育家庭作业制度，督促检查学生完成情况。

（2）着力实现学校体育改革移风易俗、改天换地、众志成城：教育部门和学校严格贯彻落实《实施方案》部署，切实加强学生体育锻炼和户外活动，要在思想观念上"移风易俗"，聚焦"教会、勤练、常赛"，帮助学生在体育锻炼中享受乐趣、增强体质、健全人格、锤炼意志。要在改善办学条件上"改天换地"，要围绕全国教育大会"开齐开足体育课"的要求，实施学校体育固本工程，切实加强体育师资、场地、设施配备等。要在凝聚力量上"众志成城"，不断完善新时代学校体育评价激励机制，调动"师生家校社"各方面的积极性、主动性。

学校要改进体育教学与训练，逐步完善"健康知识＋基本运动技能＋专项运动技能"的教学模式，严格落实学校体育教学质量标准。深入开展运动项目教学，确保学生掌握健康知识、基本运动技能（跑、跳、投、柔韧性、灵活性、平衡性等）和1～2项专项运动技能。大力发展校园足球、冰雪运动、篮球、排球、武术、游泳和机器人运动等项目，保障学生校内体育竞赛和常规性课余训练。健全学生体育锻炼制度，广泛开展校园普及性体育运动，定期举办学生运动会或体育节，组建各种体育运动兴趣小组、学生社团和俱乐部，丰富课内外、校内外体育活动，切实保证学生每天1小时校园体育活动，合理安排家庭体育作业，促进学生养成终身锻炼的习惯。

（3）下一步深化学校体育改革重要任务：一是研制和出台《全面加强和改进新时代学校体育美育工作的意见》《全国青少年校园足球"八大体系"建设行动计划》《学校体育美育教师队伍和场地器材建设三年行动计划》等文件，强化学校体育课程、师资、场地等保障条件建设。二是重点发展校园足球和冰雪运动。筹备召开全国青少年校园足球工作领导小组第五次会议，统筹推进校园足球工作。遴选建设新一批校园足球特色学校、试点县（区）和"满天星"训练营以及足球特色幼儿园，夯实校园足球推广体系。三是推动地方和学校严格落实青少年学生每天1小时校内体育活动，推动家长引导和督促青少年完成每天放学后1小时以上户外活动。四是把学生体质健康水平作为对地方政府、教育行政部门、校长考核的重要依据，并抓好实施。

3. 2018年《实施方案》印发以来，取得了哪些重要的阶段性进展

儿童青少年近视不但直接影响到视力，而且对整个儿童青少年的体质健康和健康发展产生非常明显的影响。习近平总书记，党中央、国务院高度重视儿童青少年的体质健康，特别是对近视问题作出一系列的重要批示。教育部等八部门《实施方案》印发之后，在以下三个方面做了一些努力：

第一，建立健全领导机制，把防控近视的责任具体落实到各个省（区、市）。教育部和国家卫生健康委与省级人民政府签署了

防控儿童青少年近视的责任书，在责任书里提出，各个省（区、市）力争每年儿童青少年近视率要下降 0.5～1 个百分点。近视高发省份，要在一年内争取下降 1 个百分点，其他的省份要下降 0.5 个百分点以上。这是近年来，在儿童青少年体质健康和近视防控工作方面力度最大的一项工作。到 2019 年 12 月份，每一个省（区、市）都要"交账"，要看这一年来儿童青少年近视防控的工作做得如何，近视率是否真正下降 0.5～1 个百分点。

第二，儿童青少年近视防控主要围绕"改变不健康的生活方式""加强体育锻炼"和"进一步减轻课业负担"几个方面来努力。这也是教育部和国家卫生健康委与各省级人民政府签订责任书里边的核心内容。要进一步通过推进学校体育教育的改革，真正落实学校在体育课上能够帮助儿童青少年学会健康知识，学会基本的运动技能，同时做到勤练以及常赛，就是经常参加体育锻炼和竞赛。希望通过这样具体的举措，能够让广大儿童青少年更多走进阳光下，走向操场，改变不健康的生活方式。在 2019 年年底之前，教育部还将出台一个新时代加强学校体育和美育工作的意见，这个意见里明确提出学校体育的改革要围绕"教会""勤练"和"常赛"三个关键词，这三个关键词如果能真正落到实处，就可以改变不健康的生活方式，能够让广大儿童青少年掌握健康知识和 1～2 项运动技能，并且能够经常性地参加体育锻炼和体育竞赛，这对防控儿童青少年近视，提高他们的体质健康水平是最关键的一个环节。同时，要创造条件让儿童青少年的视力得到更有效的保护，包括不断改善教室的照明情况、按照学生的身高随时调整课桌椅的高度、加强眼保健操、加强卫生健康知识的宣传和普及，让孩子们能够学会更多保护眼睛、保护身心健康的基本知识和技能。

第三，教育部等八部门共同推进，采取了一系列措施，包括设立防控近视的专项经费、组建防控近视的宣讲团到全国各地宣讲等。同时国家卫生健康委和相关部门采取了一系列行动，包括每年对儿童青少年的近视情况进行筛查，建立档案，跟踪每一个学生视力的变化情况等。

4. 我国儿童青少年近视防控呈现出哪些新的变化

自八部门颁布《综合防控儿童青少年近视实施方案》以来，各省份责任书已经签订，宣讲团、专家委员会也已经成立，并且已经开始在全国进行宣讲。各地的责任书里所列出来的各项行动、各项计划都在稳步推进，在近视防控方面取得了初步成效。

一是近视防控战略深入人心。通过政府、学校、家庭、医疗机构和学生等五方协同，让尽可能多的人了解、关注孩子的近视问题。应该说，国家有关青少年近视防控的战略和措施正以非常有效的方式渗透到各个方面。

二是教育教学相关措施层层传递。比如，减少学业负担、增加户外活动，即"一增一减"。比如，改善教室采光照明，把荧光灯换成 LED 灯，改进亮度、降低频闪、提高了光谱的连续性。把课桌椅换成可调式，根据儿童发育特点调整课桌椅高低，都是非常好的防控措施，不少学校都已经部署并付之于行动。

三是近视防控工作基础不断夯实。在各地政府强有力的支持下，教育系统和医疗机构协同，在各地通过抽查或普查方式对中小学开展近视检测，基本掌握了儿童青少年近视发生的"本底数据"。这项工作看上去简单，实际上却非常复杂，因为我国有 2.7 亿在校学生，没有政府重视和多方协同，这一步是不可能完成的。"本底数据"非常重要，是监控未来近视状态走向的"基础线"，是评价防控工作是否有效的重要依据，也是研究近视发生发展规律的重要科学指标。《综合防控儿童青少年近视实施方案》提出的 2023 年和 2030 年的近视防控目标，只有在这个基础上才能实现。

5. 专家对我国儿童青少年近视防控工作有何建议

儿童青少年近视防控，既是一项需要长期坚持的工作，又是

一项具有挑战性的工作,主要抓手和主要建议有以下四个方面:

一是能真正实现减少学业负担、增加户外活动"一增一减"。多读书、读好书、考上好大学是家长们根深蒂固的观念和人生期盼,对孩子和家长来说,要做到少读书、多户外活动是非常有挑战的。

二是阅读、书写时能真正做到"一尺一拳一寸"。根据现有的近视研究资料,阅读、写字姿势与近视发生发展有很大关联,良好的姿势应该从小孩子开始抓起,家长和老师在孩子的行为习惯养成中要共同承担培养责任。

三是家长能真正有效监控孩子合理使用电子产品的时间和强度。智能手机等电子产品本身是好东西,正是因为它的丰富性和生动有趣性,更容易让孩子们沉浸其中。以往,新学期伊始,视力检查会比上学期刚考完试的时候好,因为假期好好休息了。但现在,放假期间,孩子要么被安排补更多的课,要么乘机在智能手机上狠狠地玩。家长一定要承担起最主要的督导重任。

四是学校和医院等专业机构要真正做好科普和研究工作。学校和医院等专业机构的人员,要将科普作为推进这项工作的重要渠道,努力把眼健康和近视科学研究,以深入浅出和喜闻乐见的形式,让家长和孩子欣然接受,并将科学的眼健康和近视防控理念付诸近视防控行动之中。

《综合防控儿童青少年近视实施方案》出台近一年来,包括学校在内的各方都非常努力,为做好上述工作下足了功夫,已经初见成效。但是真正做到以上要求是不容易的,需要持之以恒。

6. 我国青少年学生体质健康状况有哪些变化趋势

近几年来,在教育部的支持下,上海体育学院研究团队持续参加了《国家学生体质健康标准》测试抽查复核工作,围绕抽查数据开展了相关研究。

(1)成效和积极变化:上海体育学院研究内容中较为重要的一

部分是应用自主研发的儿童青少年体育健身指数对我国青少年体质健康发展状况进行评价,研究发现:

1) 我国儿童青少年体育健身发展水平整体向好:2018 年体育健身指数得分 60.2 分,相比 2016 年 59.3 分有所提高。调查省份中体育健身指数总得分达 60 分的省份从 2016 年的 16 个增至 2018 年的 19 个,呈现良好发展态势。

2) 学校在促进儿童青少年体育健身方面的作用越来越明显:学校环境对处于身心发育期的儿童青少年有较大影响,因此学校对促进儿童青少年健康发展的责任的履行极为重要。研究发现,近几年学校环境促进、学校体育改善积极,2016—2018 年得分分别为 82.6 分、84.6 分和 85.1 分,上升趋势明显。

3) 儿童青少年体育健身意识和体质健康达标水平稳步提高:2018 年小学初中学生和高中学生健身意识得分分别为 74.1 分和 65.8 分,相比 2016 年分别提高了 4 分和 2.3 分。积极的体育健身意识是学生参与体育活动的原动力,体育健身意识的提高是本质的改善,有着重要意义。

(2) 存在的问题:研究发现,中国青少年体质健康问题虽然有些改善,但整体上仍然比较严峻。

第一,虽然我国青少年形态发育水平在不断提高,但超重和肥胖等问题却日益严重。1985—2014 年的全国调查结果显示,中国学龄儿童超重率从 1985 年的 1.1% 上升到 20.4%,肥胖率从 0.5% 上升到 7.3%。

第二,虽然我国青少年体质健康水平整体上有向好的趋势,但"增龄递减"的现象仍然没有改变。从 2016 年、2017 年、2018 年三年调查数据来看,学生体质健康的整体优良率分别为 26.5%、29.3%、30.3%,上升趋势明显。但随着学段升高,学生体质下降的趋势也很明显。2017 年调查数据显示,小学生体质健康达标率为 92.1%,中学生为 88.0%,大学生为 74.4%。

第三，从全国范围来看，学生体质健康水平的区域差异很大，体质健康发展不平衡问题还比较突出。当前还有学生视力等问题，亟待重视。

（3）建议：提升青少年体质健康水平，是健康中国行动达到预期目标的重要表现。从长远效益来讲，提升青少年体质健康水平，也是支撑健康中国保持在较高目标水平的重要保障。

7. 专家对实施中小学健康促进行动有何建议

第一，要更加重视学校体育活动的开展，持续不断地深化学校体育改革。学校是青少年成长的主要场所，青少年的大部分时间在学校度过。学校体育是受法律保护的重要学习活动，也是面向全体青少年的学习活动。学校体育对青少年体质健康水平的提升起着基础性保障作用。当前改革的重点用一句话来讲，可以概括为从"有体育活动"向"有效体育活动"转变，就是要提高学校体育活动中"中高强度"活动的时间比例。

第二，要加强社区体育建设，让青少年在学校体育中获得的健康效益得到延伸。有关调研数据显示，青少年上学日的身体活动水平明显高于周末和节假日的水平。其原因主要在于青少年离开学校后不太容易在社区周边找到适合健身的场所，也缺乏相应的组织带动。

第三，家长要转变孩子的成长成才观念，认识到久坐行为对孩子健康的危害。调查显示，周末和节假日，孩子使用电子产品的久坐时间明显增加。

青少年的身份虽然主要是学生，但青少年的体质健康问题并不单纯是一个学校教育的问题，这一问题的解决需要全社会的共同努力。

在健康中国行动的整体引领下，通过中小学健康促进行动新举措的带动，通过全社会的共同参与，我国学生体质健康提升工作一定能够开创新局面。

九、职业健康保护行动

（一）重点解读

我国是世界上劳动人口最多的国家，2018年我国就业人口7.76亿人，约占总人口的56%，多数劳动者职业生涯超过其生命周期的二分之一。工作场所接触各类危害因素引发的职业健康问题依然严重，职业病防治形势严峻、复杂，新的职业健康危害因素不断出现，疾病和工作压力导致的生理、心理等问题已成为亟待应对的职业健康新挑战。实施职业健康保护行动，强化政府监管职责，督促用人单位落实主体责任，提升职业健康工作水平，有效预防和控制职业病危害，切实保障劳动者职业健康权益，对维护全体劳动者身体健康、促进经济社会持续健康发展至关重要。

当前，我国正处在工业化、城镇化的快速发展阶段，前几十年粗放发展积累的职业病问题集中显现，职业健康工作面临诸多新问题和新挑战。一是职业病报告病例数居高不下，2010年以来，年均报告职业病新病例2.8万例，截至2018年年底，我国累计报告职业病97.5万例，其中，职业性尘肺病87.3万例，约占报告职业病病例总数的90%。由于职业健康检查覆盖率低和用工制度不完善等原因，实际发病人数远高于报告病例数。二是存在职业病危害的企业和接触职业病危害人数多。据抽样调查，全国约有1 200万家企业存在职业病危害，超过2亿劳动者接触各类职业病危害。

另外，随着我国经济转型升级，新技术、新材料、新工艺广泛应用，新的职业、工种和劳动方式不断产生，职业病危害因素更为多样、复杂，传统的职业病危害尚未得到根本控制，社会心理因素和不良工效学因素所致精神疾患和肌肉骨骼损伤等工作相关疾病问题日益突出，职业健康工作面临多重压力。

党和政府历来高度重视职业病防治工作。习近平总书记在全国卫生与健康大会上强调，加强安全生产工作，推进职业病危害的源头治理，并多次就职业病防治工作和维护劳动者权益作出重要指示。2019年5月5日，李克强总理主持召开国务院常务会议，研究部署职业病防治工作。孙春兰副总理组织召开职业病防治工作推进会并作出工作部署。2019年7月11日，经国务院同意，国家卫生健康委等10部门联合印发了《尘肺病防治攻坚行动方案》。7月25日国务院召开了推进健康中国行动电视电话会议，李克强总理作出重要批示，强调进一步落实"大卫生、大健康"理念和预防为主方针，不断提升人民群众的健康获得感、幸福感和生活质量，孙春兰副总理出席会议并讲话，对职业病防治和职业健康保护提出具体要求。

实施职业健康保护行动是党中央、国务院加强职业病防治工作，切实保障劳动者健康权益的又一重大战略决策。

职业健康保护行动主要包括劳动者个人、用人单位和政府三个方面的内容：

一是劳动者个人行动，主要包括：倡导健康工作方式；树立职业健康意识；强化职业病防治法律意识，知法、懂法；加强劳动过程防护，严格按照操作规程进行作业，自觉、正确地佩戴个人防护用品；提升急性职业病危害事故的应急处置能力；加强防暑、降温措施；加强长时间伏案低头工作或长期前倾坐姿人员、教师、交通警察、医生、护士、驾驶员等特殊职业人群的健康保护等7个方面。

二是用人单位行动，主要包括：为劳动者提供卫生、环保、舒适和人性化的工作环境；建立健全各项职业健康制度；加强建设项目职业病防护设施"三同时"管理，优先采用有利于防治职业病和保护劳动者健康的新技术、新工艺、新设备、新材料；加强职业病危害项目申报、日常监测、定期检测与评价，在醒目位置设置职业病危害公告栏，对产生严重职业病危害的作业岗位，应当在其醒目位置，设置警示标识和中文警示说明；建立职业病防治和健康管理责任制；建立完善职业健康监护制度；规范劳动用工管理，依法与劳动者签订劳动合同，为劳动者依法足额缴纳工伤保险费等 7 个方面。

三是政府行动，包括：研究修订职业健康法律法规、标准和规章；研发、推广有利于职业健康的新技术、新工艺、新设备和新材料；完善职业健康技术支撑体系；加强职业健康监管体系建设；加强职业健康监督检查、优化职业病诊断程序和服务、加大保障力度；改进信息管理机制和信息化建设；组织开展"健康企业"创建活动，拓宽丰富职业健康范围，积极研究将工作压力、肌肉骨骼疾病等新职业病危害纳入保护范围，营造企业健康文化等 7 个方面。

政府行动涉及卫生健康、发展改革、科技、工业和信息化、教育、民政、司法、财政、人力资源社会保障、国有资产管理、市场监管、医保、工会、妇联等 10 多个部门和单位。

当前，中国特色社会主义进入新时代，职业健康保护已经成为提升人民群众健康获得感、幸福感和生活质量的重要基础。按照推进健康中国行动电视电话会议精神要求，国家卫生健康委将与有关部门密切配合，坚持以人民健康为中心，从以工作场所职业病危害控制和职业病诊断治疗为中心，加快转变到以劳动者健康为中心上来，不断推动用人单位落实职业健康的主体责任，提升劳动者个人的健康保护意识，政府和社会持续为劳动者提供全方位、全周期的健康服务，为《"健康中国 2030"规划纲要》职业健康工作目标实现做出应有的贡献。

（二）热点问答

1.《尘肺病防治攻坚行动方案》和职业健康保护行动有何区别和联系

职业健康保护行动作为《健康中国行动（2019—2030 年）》的

15 项专项行动之一，是按照《"健康中国 2030"规划纲要》有关职业健康规划要求，着眼于保护全国近 8 亿劳动者的职业健康，以提供全方位职业健康服务为目标的中长期行动，从 2019 年开始到 2030 年，时间跨度为 11 年。尘肺病防治攻坚行动是针对目前我国尘肺病高发、多发的现状，经国务院同意，国家卫生健康委等 10 个部门联合开展的专项行动，行动目标是防治尘肺病，从粉尘危害治理、尘肺病患者救治救助、监督执法、用人单位责任落实、技术能力提升等 5 个方面采取行动措施，从 2019 年开始到 2020 年底，时间跨度为 1 年半左右。

这两项行动都是近期国家层面部署的重要工作，尘肺病防治攻坚行动是职业健康保护行动的有机组成部分，是在较短时间内通过集中发力，攻坚克难，力争取得明显成效的短期专项行动。职业健康保护行动主要目标是通过长期发力，综合治理，努力提升职业健康管理水平，是一项中长期战略行动，具有综合性、全方位的特点。

2. 职业健康保护行动提出了哪些指标和目标

职业健康保护行动提出了 3 项预期性指标，4 项倡导性指标，4 项目标值。其中 3 项预期性指标是到 2022 年接尘工龄不足 5 年的劳动者新发尘肺病报告例数占年度报告总例数比例实现明显下降，2030 年该指标持续下降；到 2022 年和 2030 年，辖区职业健康检查和职业病诊断服务覆盖率分别达到 80% 及以上和 90% 及以上；到 2022 年，劳动工时制度得到全面落实，工伤保险参保人数稳步提升，并于 2030 年实现工伤保险法定人群参保全覆盖。4 项倡导性指标是到 2022 年，重点行业劳动者对本岗位主要危害及防护知识知晓率达到 90%，到 2030 年该指标持续提升；鼓励各用人单位做好员工健康管理、评选"健康达人"，国家机关、学校、医疗卫生机构、国有企业等用人单位应支持员工率先树立健康形象，并给予奖励；对从事长时间、高强度重复用力、快速移动等作业方式以及视屏作业的人员，采取推广先进工艺技术、调整作息时间等措施，预防和控制过度疲劳和工作相关肌肉骨骼系统疾病的发生，采取综合措施降低或消除工作压力。4 项目标值是到 2022 年，重点行业的用人单位职业病危害项目申报率达到 90%，工作场所职业病危害因素定期检测率达到 85%，接触职业病危害的劳动者在岗期间职业健康检查率达到 90%，职业病诊断机构报告率达到 95%；到 2030 年，上述 4 项目标值持续提升。

接尘工龄不足 5 年的劳动者新发尘肺病报告例数占年度报告总例数比例等 2 项预期性指标和重点行业的用人单位职业病危害项目申报率等 4 项目标，与《国家职业病防治规划（2016—2020年)》提出的相关目标具有连续性和继承性，但指标与目标数值有所提升。

3. 政府如何确保职业健康保护行动取得预期效果

为确保职业健康保护行动取得预期效果，政府将重点做好 7 个方面工作：一是研究修订《职业病防治法》等法律法规，制修订职业病防治部门规章，制定一批急需的强制性国家职业卫生标准；二是组织研发、推广有利于保护劳动者健康的新技术、新工艺、新设备和新材料；三是完善职业病防治技术支撑体系，按照区域覆盖、合理配置的原则，加强职业病防治机构建设，做到布局合理、功能健全；四是加强职业健康监管体系建设，健全职业健康监管执法队伍，重点加强县（区）、乡镇（街道）等基层执法力量，加强执法装备建设；五是进一步加强对劳务派遣用工单位职业病防治工作的监督检查，优化职业病诊断程序和服务流程，提高服务质量，对尘肺病患者加大保障力度；六是开展"互联网＋职业健康"信息化建设，建立职业卫生和放射卫生大数据平台，利用信息化提高监管效率；七是将"健康企业"建设作为健康城市建设的重要内容，逐步拓宽丰富职业健康范围，积极研究将工作压力、肌肉骨骼疾病等新职业病危害纳入保护范围。

此外，按照《健康中国行动（2019—2030年）》总体要求，各级政府将加强组织领导，开展监测评估，建立绩效考核评价机制，健全支撑体系，加强宣传引导，确保职业健康保护行动取得预期成效。

4. 为什么职业健康保护行动对一些重点职业人群提出倡议

职业健康保护行动在强调做好法定职业病预防工作的同时，专门提出了3类职业人群健康保护的倡议，这3类人群分别是长时间伏案低头工作或长期前倾坐姿职业人群，教师、交通警察、医生、护士等以站姿作业为主的职业人群，以及驾驶员等长时间固定体位作业职业人群。

我国在工业化、城镇化进程中，广大劳动者不仅面临尘肺病、中毒、噪声聋和放射性疾病等传统职业病的威胁，教师、警察、医护人员、救援人员、驾驶员等职业人群因职业活动导致工作相关疾病问题也日益突出，这些疾病目前尚未纳入现行的《职业病分类和目录》，但在全面推进"健康中国2030"战略的进程中，有必要加强这些疾病相关政策研究，尽快制定相关职业健康保护标准和特殊职业人群健康保护指南，切实加大相关疾病预防控制知识的宣传、培训力度，切实保护这些职业人群的健康，做到职业病与工作相关疾病"双重"预防控制，实现职业人群健康保护全覆盖。

5. 用人单位应当如何落实好职业健康保护行动

《职业病防治法》规定，用人单位是职业病防治的责任主体，应依法落实职业健康保护各项要求。职业健康保护行动提出了用人单位7项工作要求，重点应做好以下四方面工作：一是建立职业病防治管理责任制，健全岗位责任体系，做到责任到位、投入到位、监管到位、防护到位、应急救援到位，这是用人单位职业病防治工作的前提条件和基础。二是强化工作场所职业病危害源头治理。新建、扩建、改建建设项目和技术改造、技术引进项目可能产生职业病危害的，建设单位应当依法依规履行建设项目职业病防护设施"三同时"制度。优先采用有利于防治职业病和保护员工健康的新技术、新工艺、新设备、新材料,不得生产、经营、进口和使用国家明令禁止使用的可能产生职业病危害的设备或者材料。源头治理是用人单位职业病防治工作的重点。三是用人单位要为劳动者提供整洁卫生、绿色环保、舒适优美和人性化的工作环境。这是用人单位落实主体责任的具体体现。四是细化落实职业健康各项管理措施。将规范劳动用工、职业病危害申报、日常监测、定期检测与评价、防护设施与个体防护、职业健康监护、职业病诊断与职业病患者保障等管理细节落实到位,最大程度降低劳动者职业病发生的风险。

目前,我国工业领域 95% 以上是中小微型用人单位,这些用人单位职业健康基础薄弱,职业病防治措施不能满足保护劳动者的要求。要落实好用人单位的主体责任,一方面要加大用人单位职业健康法律、专业知识的宣传、培训力度,让广大用人单位了解自己的主体责任与义务;需要不断推进"健康企业"建设,宣传先进典型企业的职业健康管理经验。同时,政府相关部门要依法做好监督检查工作,对拒不整改的用人单位,依法进行处罚,加大曝光力度,并将违法单位纳入社会信用联合惩戒机制,持续保持对用人单位违法行为的高压态势。通过鼓励先进与鞭策后进相结合的方式,推动用人单位不断改善工作环境,切实保护劳动者职业健康。

6. 如何做好颈椎病、肩周炎、腰背痛、骨质增生、坐骨神经痛等疾病的预防工作

根据《职业病防治法》的有关规定,国家卫生健康主管部门会同人力资源社会保障部和全国总工会制定和调整《职业病分类和目录》。现行的《职业病分类和目录》是 2013 年调整修订的,包括 10 大类 132 种职业病。这 10 大类职业病分别是职业性尘肺病及其他呼吸系统疾病、职业性皮肤病、职业性眼病、职业性耳鼻喉口

腔疾病、职业性化学中毒、物理因素所致职业病、职业性放射性疾病、职业性传染病、职业性肿瘤和其他职业病。颈椎病、肩周炎、腰背痛、骨质增生、坐骨神经痛等疾病没有纳入现行的《职业病分类和目录》，不是法定的职业病，但一些职业活动可能会引起上述相关疾病。

职业健康保护行动在政府有关工作措施中提出"逐步拓宽丰富职业健康范围，积极研究将工作压力、肌肉骨骼疾病等新职业病危害纳入保护范围"。随着我国经济的发展，社会保障能力进一步提高，有关部门将适时研究调整《职业病分类和目录》，将一些严重影响劳动者健康的疾病纳入法定职业病。

这些工作相关疾病预防控制的重点是职业人群所在用人单位要重视职工的工作相关疾病预防，落实工间操等保健制度，为职工配备符合工效学要求的办公桌椅，定期组织职工进行健康检查，对相关疾病做到早发现、早诊断、早治疗。

7. 针对"每个人是自己健康第一责任人"的理念，劳动者个人应当如何做好自我健康保护

李克强总理对 2019 年 7 月 25 日召开的全国推进健康中国行动电视电话会作出重要批示，其中提出了"要大力倡导每个人是自己健康第一责任人，广泛普及健康知识，鼓励个人、家庭积极参与健康行动"的要求，职业健康保护行动与其他专项行动一样，不仅需要用人单位落实好主体责任，也需要劳动者个人积极投身到健康保护工作中，行动才能取得良好的成效，劳动者个人才能远离职业病。

具体地说，劳动者关键要做好四点：一是树立健康意识，倡导健康工作方式，争做"健康达人"；二是强化法律意识，知法、懂法，保护自己的合法权益；三是积极参加职业健康培训，掌握职业病危害防护知识、遵守岗位操作规程、做好个人防护；四是遵守职业健康管理制度要求，落实劳动过程中的防护措施。在用人单位职业健康主体责任落实到位的前提条件下，广大劳动者牢固树立健康意识，认真遵守各项职业健康管理制度和操作规程，加强个人防护，完全可以避免职业病的发生。

十、老年健康促进行动

（一）重点解读

《国务院关于实施健康中国行动的意见》明确提出，老年人健康快乐是社会文明进步的重要标志。我国是世界上老年人口最多的国家，也是人口老龄化发展速度最快的国家之一。截至2018年年底，我国60岁及以上老年人口约2.49亿，占总人口的17.9%；65岁及以上人口约1.67亿，占总人口的11.9%。

健康是保障老年人独立自主和参与社会的重要基础。为了提高老年人的健康水平、改善老年人生活质量、实现健康老龄化，《意见》提出要实施老年健康促进行动。《意见》指出，面向老年人普及膳食营养、体育锻炼、定期体检、健康管理、心理健康以及合理用药等知识，健全老年健康服务体系，完善居家和社区养老政策，推进医养结合，探索长期护理保险制度，打造老年宜居环境，实现健康老龄化。

老年健康促进行动从个人和家庭、社会、政府三个层面提出了9项指标和23条具体行动内容。9项指标包括2项结果性指标，3项政府工作指标，4项个人和社会倡导性指标。

2项结果性指标指的是在未来的10年，一是65～74岁老年人失能发生率要有所下降，二是65岁及以上人群老年期痴呆患病率增速下降。

3项政府工作指标均以2022年和2030年为时间节点。一是二级以上综合医院设老年医学科比例要分别不低于50%和90%；

二是三级中医医院设置康复科比例要分别达到 75% 和 90%；三是到 2022 年，所有养老机构都能够以不同形式为入住老年人提供医疗卫生服务，并在到 2030 年期间持续改善。这 3 点内容是未来 10 年中，对政府工作进行考核的硬指标。

4 项个人和社会倡导性指标：一是老年健康核心信息知晓率不断提高；二是提倡老年人参加定期体检，经常监测呼吸、脉搏、血压、大小便情况，接受家庭医生团队的健康指导；三是鼓励和支持老年大学、老年活动中心、基层老年协会、有资质的社会组织等为老年人组织开展健康活动；四是鼓励和支持社会力量参与、兴办居家养老服务机构。

在老年健康促进行动中，除了上述 9 项指标外，还明确指出医疗机构要为老年人提供挂号就医等便利服务绿色通道；加强社区日间照料中心等社区养老机构建设，为居家养老提供依托；逐步建立支持家庭养老的政策体系，支持成年子女和老年父母共同生活，推动夯实居家社区养老服务基础等，这些同样是老年健康促进行动的重要指标。

23 项具体行动内容，也就是实现行动目标的详细路径。

个人和家庭层面有 7 项内容。一是改善营养状况；二是加强体育锻炼；三是参加定期体检；四是做好慢性病管理；五是促进精神健康；六是注意安全用药；七是要注重家庭支持。

社会层面有 4 项内容。一是号召全社会进一步关注和关爱老年人，构建尊老、孝老的社会环境；二是支持社会组织为居家、社区、机构的失能、部分失能老人提供照护和精神慰藉服务；三是鼓励和支持科研机构与高新技术企业深度合作，充分运用互联网、物联网、大数据等信息技术手段，开展"互联网＋老年健康服务"；四是鼓励健康服务相关企业结合老年人身心特点，大力开展健康养生、健康体检、运动康复、健康旅游等多样化服务。

政府层面有 12 项内容。一是开展老年健身、老年保健、老年疾病防治与康复等内容的教育活动；二是实施老年人心理健康预防和干预计划，为贫困、空巢、失能、失智、计划生育特殊家庭和高龄独居老年人提供日常关怀和心理支持服务；三是建立和完善老年健康服务体系；四是强化基层医疗卫生服务网络功能，发挥家庭医生（团队）作用，为老年人提供综合、连续、协同、规范的基本医疗和公共卫生服务；五是深入开展中医药老年健康管理服务；六是推进医疗卫生与养老服务融合发展；七是全面推进老年医学学科基础研究，提高我国老年医学的科研水平；八是支持高等院校和职业院校开设老年医学相关专业或课程，加快培养适应现代老年医学理念的复合型多层次人才；九是加快提出推开长期护理保险制度试点的指导意见；十是逐步建立完善支持家庭养老的政策体系；十一是优化老年人住、行、医、养等环境，营造安全、便利、舒适、无障碍的老年宜居环境；十二是鼓励专业技术领域人才延长工作年限，各地制订老年人力资源开发利用专项规划，鼓励引导老年人为社会做更多贡献。

（二）热点问答

1. 为推进老年健康促进行动，国家卫生健康委有哪些具体举措

国家卫生健康委从老年人健康需求出发，2019 年主要开展以下工作：

一是大力开展老年健康知识的宣传，普及老年健康科学知识和老年健康相关政策，提高老年人的健康素养和健康水平，营造有利于老年人健康生活的社会环境。

二是加强老年健康公共卫生服务工作，提高老年健康管理水平。做好国家基本公共卫生服务项目中的老年人健康管理服务工作，倡导老年人参加定期体检，接受家庭医生团队的健康指导。

三是实施老年健康西部行项目。前期国家卫生健康委已经印发了《关于实施老年健康西部行项目的通知》，在西部 12 个省区各选择一个地市，开展老年健康西部行项目。这个项目主要是通过开展宣传教育活动，举办老年健康大讲堂，组织开展义诊和上门健康服务等多种形式，首先是帮助老年人树立"每个人是自己健康第一责任人"的理念，促进老年人形成健康的行为和生活方式，提高老年人健康素养和健康水平，其次是在卫生健康行业内树立现代老年健康理念，促进由"以治病为中心"向"以人民健康为中心"的转变，第三是营造有利于老年健康生活的社会环境，引导全社会关注老年健康，调动社会和个人的力量，参与老年健康服务的积极性。

四是实施老年心理关爱项目。了解和掌握老年人心理健康状况与需求，提高基层工作人员的心理健康服务技能水平，增强常见心理行为问题和精神障碍早期识别能力，增强老年人心理健康意识，改善老年人心理健康状况。

五是制定出台《关于建立完善老年健康服务体系的指导意见》，指导各地优化老年医疗卫生资源配置，鼓励以城市二级医院转型、新建等多种方式，合理布局，积极发展老年医院、康复医院、护理院等医疗机构。推动二级以上综合医院开设老年医学科，增加老年病床位数量，提高老年人医疗卫生服务的可及性。

六是开展老年友善医疗机构创建工作。推进医疗机构全面落实老年人医疗服务优待政策，提供老年友善服务，优化老年人就医流程，为老年人特别是高龄、失能、失智、计划生育特殊家庭老年人就医提供便利服务，推动建设老年友善型社会。

七是开展失能老年人综合评估及健康服务试点工作。制作失能预防核心信息和宣传片，开发试点地区失能老年人信息管理系统。

八是制定出台《关于深入推进医养结合发展的若干意见》《医养结合机构服务指南》等文件，由国家卫生健康委会同工业和信息化部、民政部共同组织开展第三批智慧健康养老应用试点示范工作。

2. 影响老年人心理健康的因素有哪些

老年人心理行为问题产生的原因有很多。

一是老年人心理健康状况受多种社会因素影响。随着年龄的增加，离婚、丧偶、子女外出打工、亲友去世等均会导致老年人的人际关系丧失。居住环境改变、经济状况较差等因素也会间接影响老年人的社交意愿。受家庭关系、社会联系、婚姻状况等因素影响产生的孤独感，容易引发老年人产生抑郁、绝望等各种各样的心理行为问题。

二是老年人心理健康状况受身体健康状况影响。长期患病和慢性疼痛是其中两个重要因素。长期患病和慢性疼痛严重降低患者幸福感，易引发患者产生绝望情绪，严重者将导致精神障碍的发生。同时，因患病造成的活动受限（失能、部分失能、失智）也将导致社会参与的下降，从而继发引起老年人产生心理行为问题。

三是老年人对心理健康问题的认知度不高。老年群体自身思想观念固化，对心理健康问题的认知率低，社会偏见和歧视广泛存在，讳疾忌医多，科学就诊少，导致出现心理问题时不能及时识别，因担心受到歧视而不愿就诊或向专业人员求助，错过最佳心理疏导和治疗期。

四是心理健康服务体系不健全。我国心理健康服务工作起步晚，近年来虽然在政策法规建设、人才队伍建设、理论研究、社会服务等方面取得了一些进展，但仍存在发展不平衡、人才队伍专业化程度不高、社会参与不足等问题。

3. 老年心理关爱服务项目包括哪些内容

2019年3月，国家卫生健康委印发了《关于实施老年人心理关爱项目的通知》，决定2019年到2020年在全国选取1 600个城市社区和320个农村行政村，实施老年心理关爱项目，覆盖全国每个省区。项目主要目的：一是了解和掌握老年人心理健康的状况和需求；二是提高基层工作人员心理健康服务技能水平，增强常见的心理行为问题和精神障碍早期的识别能力;三是增强老年人心理健康意识,改善老年人心理健康状况。

项目主要内容包括:一是开展两级培训。组建专家团队,制订工作方案,编制项目培训教材、项目实施指导手册等,开展国家级和省级两级培训。二是开展心理健康评估。对项目点常住65岁及以上老年人,以集中或入户的形式开展心理健康评估,了解老年人常见心理问题。评估时应当充分尊重老年人个人意愿。三是开展必要的干预和转诊推荐。这里按照评估结果分为三种情况:对评估结果显示正常的老年人,鼓励其继续保持乐观、向上的生活态度,并积极带动身边老年人共同参与社会活动;对评估结果显示轻度焦虑、抑郁的老年人,可实施心理咨询、心理治疗等心理干预,改善其心理健康状况,并定期随访;对评估结果显示疑似存在早期老年痴呆症、中度及以上心理行为问题和精神障碍的老年人,建议其到综合医院的心理健康门诊就医,必要时建议其到神经科或精神科做进一步检查,以明确诊断及时治疗,实现疾病的早发现、早诊断、早治疗。

4. 我国公共卫生领域将采取哪些措施实现 65 岁及以上人群老年期痴呆患病率到 2022 年和 2030 年出现增速下降

老年痴呆症并不是衰老自然或必然的结果,而是一种大脑认知功能受损的疾病状态,包括记忆、语言、观念和思想,会显著妨碍维持日常生活的能力。最常见的老年痴呆症的类型是阿尔茨海默病和血管性老年痴呆症。阿尔茨海默病大约占到 60% 左右,其次为血管性痴呆等。

根据我国老年人口数以及痴呆症患病率 5.56% 计算,目前我国老年痴呆症患者 900 多万,预计到 2050 年这个数字将超过 4 000 万人。根据全球疾病负担研究结果显示,痴呆症在死因顺位中排在第五位。痴呆症的发生不仅严重影响到患者生活质量及寿命,还会给家庭及社会带来沉重的医疗花费及照料负担,已经成为越来越严重的公共卫生问题和社会问题。WHO 在 2017 年的第 70 届世界卫生大会上审议并正式通过《公共卫生领域应对痴呆的全球行动计划》，呼吁各国在 2025 年前制订各国的应对痴呆行动计划。我国在《"健康中国 2030" 规划纲要》中提出了加强老年痴呆症等的有效干预；在《"十三五" 健康老龄化规划》部署的重点工作任务中也要求开展老年痴呆症的筛查。

针对老年痴呆症患病率增速下降这一指标，可以从以下两个方面开展一些具体的防控措施：

第一，全生命历程的危险因素防控。研究结果显示，与痴呆发病相关的可控危险因素包括早年期的低教育程度，中年期的听力损失、高血压、肥胖，以及进入老年后的吸烟、缺乏体力活动、抑郁、缺乏社会交往和糖尿病，如果控制了这些危险因素，那么将会避免 40% 的痴呆发生。并且有些国家（美国、英国和瑞典）的痴呆患病率已经出现了下降趋势，其原因主要归功于人群受教育水平的提高、心血管危险因素流行水平的降低以及人群脑卒中发病率的降低。

第二，开展老年痴呆症的早期筛查及综合干预。通过筛查，识别痴呆高危人群，有针对性采取综合干预措施，达到避免或推迟痴呆的发生。从正常状态发展为痴呆，大多经历一个中间阶段，叫轻度认知异常，会持续若干年。这类人群是痴呆的高危人群，如果能够早期识别出这些人，并进行综合的干预措施，包括饮食和运动等健康生活方式指导、认知训练、促进社会交往、心脑血管疾病控制，会对认知功能起到很好的保护作用，延缓向痴呆的进展。

5. 我国 2015 年老年人失能发生率为 18.3%，是什么原因造成的

随着经济社会的发展，我国老年人群总体健康状况在逐渐改善。《全球疾病负担研究 2017》的数据显示，我国 60 岁老年人群

期望寿命为 21.04 岁（全球 21.02 岁），健康期望寿命为 16.42 岁（全球 15.96 岁），与全球平均情况接近。但老年人群健康仍然存在不小的挑战。

全国老龄办发布第四次中国城乡老年人生活状况抽样调查结果显示，有 18.3% 的老年人为失能、部分失能状态，总数达 4 063 万人。这里的失能，通常是采用"日常生活活动能力量表"来判定的，包括吃饭、穿衣、上下床、上厕所、室内走动、洗澡 6 项指标，每项以"做不了""有些困难"和"不费力"三个等级进行测评，只要有一项"做不了"即为完全失能的老人；没有任何一项"做不了"，有至少一项"有些困难"即为部分失能老年人。目前，国家卫生健康委正在研究制定失能相关标准。失能、部分失能反映日常生活自理能力的丧失或出现困难，是身体功能严重丧失的体现，反映了老年人群生活质量和日常生活照护的家庭和社会负担，同时是老年人需要居家长期照护或入住养老机构的重要原因。

慢性病是世界各地老年人死亡和导致失能的主要原因，中国老年人群也是如此。《中国死因监测数据集 2016》显示：我国 65 岁以上人群死因前三位为心脏病（构成比 25.46%）、脑血管疾病（构成比 25.12%）、恶性肿瘤（构成比 19.8%）。其他如呼吸系统疾病、伤害、内分泌营养代谢疾病、消化系统疾病、神经系统疾病、泌尿生殖系统疾病、传染病、精神障碍、肌肉骨骼和结缔组织病分别占据死因构成的第四至第十位。

从患病情况来看，中国慢性病及其危险因素监测资料表明，2013 年，我国 60 岁及以上老年人群高血压患病率为 58.3%；糖尿病患病率为 19.4%；高胆固醇血症患病率为 10.5%；高甘油三酯血症患病率为 12.5%。《中国居民慢性阻塞性肺病监测报告 2014—2015》表明 60～69 岁人群慢阻肺患病率为 21.2%，70 岁及以上为 29.9%，其中 70 岁及以上男性高达 42.3%。2018 年发布的《中国骨质疏松症流行病调查结果》显示 65 岁以上老年人群骨质疏松症患病率高达 32.0%。《中国成人口腔健康状况报告 2018》结果显示老年人群全口失牙率为 10.6%。另外，中国慢性病及其危险因素监测发现 60 岁以上老年人群中，74.2% 至少有高血压、糖尿病、慢阻肺（COPD）、哮喘和肿瘤中的一种慢性病。据《老年健康蓝皮书：中国老年健康研究报告（2018）》预测，到 2030 年，中国人口快速老龄化将导致慢性非传染性疾病的负担至少增加 40%。

6. 如何预防和应对 65 ~ 74 岁老年人失能的发生

目前我国老年人群健康状况需要不断改善，需要关注老年期高发和特发慢性疾病，从而预防和降低失能情况的发生，维护老年期健康和功能以提高老年人群生活质量。关于慢性病的防控，首先要开展老年健康促进和教育，提高健康素养，积极主动采取有利于健康的生活方式，提高老年人自我保健意识与技能。在此基础上，开展高发和特发疾病的早期筛查和干预管理，加强老年高发和特发疾病的早期诊断，提高诊断率，争取最好时机，改善和保护重要器官功能，降低老年人群伤残风险。加强老年人重症疾病急性期治疗后的康复和护理，能够在很大程度上预防和延缓失能的发生，将老年人失能的发生尽可能地向生命的终末期推迟，提高生活质量。另外，国家卫生健康委近期也在研究部署失能预防、失能老年人照护相关举措。

7. 老年人应重点关注哪些方面的健康知识

针对老年人应当掌握的健康知识，早在 2014 年，原国家卫生计生委就曾发布过 20 条老年健康核心信息，内容包括积极认识老龄化和衰老、适度运动、戒烟限酒、注重口腔卫生、预防跌倒、合理用药等。

8. 作为子女应该从哪些方面关注长辈的健康

一是饮食。目前我国老年人面临着营养过剩和营养缺乏的双重负担。要避免老人"应付"性饮食。老年人饮食要定时、定量，每日食物品种应包含粮谷类、杂豆类及薯类（粗细搭配），动物性食物，蔬菜、水果，奶类及奶制品，以及坚果类等，控制烹调油和食盐摄入量。建议老年人三餐两点，一日三餐能量分配为早餐约30%，午餐约40%，晚餐约30%，上下午各加一次零食或水果。

二是运动。子女可以叮嘱父母要注意适度运动，循序渐进；最好根据自身情况和爱好选择轻中度运动项目，如快走、慢跑、游泳、舞蹈、太极拳等。另外，老年人尽量选择群体运动，参加群体运动不但能够让机体得到锻炼，而且能加强老年人与外界交流，保持良好的社会关系。

三是体检。子女可以每年固定时间提醒父母进行体检。国家基本公共卫生服务项目中的老年人健康管理是我国政府针对当前城乡居民存在的主要健康问题，为65岁及以上老年人提供的每年1次的免费健康管理服务，包括生活方式和健康状况评估、体格检查、辅助检查和健康指导。可前往居住地的乡镇卫生院、村卫生室或社区卫生服务中心（站）享受到该服务。

关于经常检测血压、血糖等问题，老年人很难做到严格规范的测量，子女可以仔细学习将知识反复传输给父母。测血压前应当休息5分钟，避免情绪激动、劳累、吸烟、憋尿。每次测量两遍，间隔1分钟，取两次的平均值。高血压患者每天至少自测血压3次（早、中、晚各1次）。警惕血压晨峰现象，防止心肌梗死和脑卒中；同时应当避免血压过低，特别是由于用药不当所致的低血压。提醒老年人应该每1～2个月监测血糖一次，不仅要监测空腹血糖，还要监测餐后2小时血糖。糖尿病患者血糖稳定时，每周至少监测1～2次血糖。老年糖尿病患者血糖控制目标可以适当放宽，空腹血糖<7.8mmol/L，餐后2小时血糖<11.1mmol/L，或糖化血红蛋白水平控制在7.0%～7.5%即可。

四是睡眠。良好的睡眠是老年人身体和心理健康重要的因素。老年人可以适当增加午休时间。如果午休时间长可以弥补晚间睡眠时间，综合达到7～8小时的睡眠，完全不必有心理负担。

其实每个人情况不同，只要自己睡觉有规律，睡醒后精力充沛或没有疲劳感就够了。子女可以开导父母，保持良好心态，积极参与社会活动。若长期一天睡眠总时间少于 7 小时，建议带老人就医。不建议自行使用安眠药，要遵医嘱用药。

五是适合老年人的居家环境布置。有老人的家庭，可以根据这些要点重新布置一下室内环境。有个四句要点需要牢记：空间要适宜无障碍，家具适用防摔倒，环境安全无污染，室内整洁少杂物。

首先，起居室应考虑老年人通行、活动、交谈、与家人团聚等需求。宜使用灵活可变的家具，以适应老年人及家人生活需求的变化，如沙发床、组合式茶几、折叠式餐桌等。沙发坐面的距地高度不宜小于 0.40m，以便于老年人落座和起身。沙发扶手宜便于老年人撑扶和拉拽，也可在沙发旁设置起身扶手或便于撑扶的家具。

卧室应考虑老年人就寝、通行、储藏、被护理等需求。老年人卧室宜邻近卫生间设置，以便于老年人起夜如厕。卧室储藏空间设计应便于老年人取放，储物隔板可采用拉杆式或电动式。

阳台应考虑老年人晾晒衣物、栽培植物、储藏等需求：宜设置升降式晾衣架或低位晾衣架；在阳台设置洗衣空间时，应合理组织排水，并采用防滑的地面材料。

卫生间应考虑老年人如厕、盥洗、沐浴、通行、被护理等需求。①宜干湿分区，以降低老年人因地面湿滑而造成伤害风险。②宜消除卫生间内及出入口处的高差。③应采用坐便器，并安装扶手。④针对淋浴，应采用浴凳；针对盆浴，宜设置可坐平台。沐浴区应安装扶手。⑤卫生间宜采用延时照明开关，并设置紧急报警求助装置。

厨房应考虑老年人储藏、洗涤、操作、烹饪、通行等需求。①厨房布局宜紧凑便捷，以减少移动操作。宜优先考虑 U 型、L 型布局，依次布置冰箱、洗菜池、案台、灶台等，以满足洗、切、炒的厨房操作习惯。②厨房操作台应便于老年人坐姿操作,台面高度不宜大于 0.75m,台下空间净高不宜小于 0.65m,且径深不宜小于 0.30m。③宜采用带有自动熄火保护装置的燃气灶,并设置烟雾报警器。

十一、防控重大疾病(心脑血管疾病防治行动、癌症防治行动、慢性呼吸系统疾病防治行动、糖尿病防治行动、传染病及地方病防控行动)

(一)重点解读

随着工业化、城镇化、人口老龄化进程加快和生态环境、生活方式变化,慢性病已经成为我国居民的主要死亡原因和疾病负担。目前我国心脑血管疾病、癌症、慢性呼吸系统疾病、糖尿病等慢性病导致的死亡人数占总死亡人数的 88%,导致的疾病负担占总疾病负担的 70% 以上,是普遍影响我国居民健康的主要疾病,成为制约健康预期寿命提高的重要因素。同时,肝炎、结核病、艾滋病等重大传染病防控形势仍然严峻,地方病、寄生虫病等仍然严重威胁流行地区居民的健康。防控重大疾病的 5 项行动,就是围绕这些重大疾病防治工作中的突出问题,提出个人、社会、政府应当采取的行动。

在健康中国行动的 15 项行动中,慢性病防治行动占到 4 项。有关健康影响因素的 6 项行动(健康知识普及行动、合理膳食行动、全民健身行动、控烟行动、心理健康促进行动、健康环境促进行动)都与慢性病的防控密切相关。心脑血管疾病、癌症、慢性呼吸系统疾病、糖尿病是国际公认的威胁居民健康最主要的四大类慢性病,联合国 2030 可持续发展议程将降低这四类重大慢性病导致的过早死亡率作为重要的发展目标,《"健康中国 2030"规划纲要》也将这个目标纳入健康中国建设的主要指标。

心脑血管疾病、癌症、慢性呼吸系统疾病、糖尿病四类重大慢性病，虽然疾病特点不尽相同，但其防治的基本原则和重点环节是一致的：

第一，健康生活方式是基础。不良生活方式因素是慢性病的主要发病原因，也是慢性病患者管理效果的重要决定因素。如不健康饮食、身体活动不足导致的超重、肥胖是高血压、糖尿病的主要危险因素，长期吸烟与肺癌、慢阻肺发生密切相关，过量饮酒可能导致心脑血管疾病、肝癌，同时吸烟是脑卒中复发的重要危险因素，不健康饮食是血压、血糖控制率低的主要原因等。因此，四类慢性病防治行动在个人部分均倡导大众践行健康生活方式，强调个人是自己健康第一责任人，希望大众主动学健康知识、树健康理念、习健康行为，从根本上预防慢性病的发生。

第二，早发现、早干预是关键。国内外实践经验证明，慢性病的预后好坏与发现的早晚密切相关。发现越早、干预越早，治疗和管理的效果越好。如发现的胃癌、食管癌早期患者 5 年生存率可以达到 90% 以上，分别是全国平均水平的 3 倍和 4.3 倍。因此，四类慢性病防治行动均重点突出了早期发现早期干预的重要性：心脑血管疾病防治行动强调个人应当知晓自己的血压，关注并定期进行血脂检测，医疗卫生机构应全面实施 35 岁以上首诊测血压制度，扩大心脑血管疾病高危人群筛查干预覆盖面；癌症防治行动强调个人要定期防癌体检，密切关注癌症危险信号，政府和社会应当推进癌症筛查和早诊早治工作，开展癌症机会性筛查；慢性呼吸系统疾病防治行动强调个人应当关注疾病的早期症状，定期接受肺功能检测，医疗卫生机构要推行高危人群首诊测量肺功能，将肺功能检查纳入 40 岁及以上人群常规体检内容；糖尿病防治行动强调个人应当关注个人血糖水平，定期检测血糖，政府和社会要促进基层糖尿病筛查标准化。四类慢性病防治行动的倡导性指标对血压、血脂、血糖检测，肺功能检查、防癌体检的重点人群和检查频率进行明确。

第三，规范健康管理是重点。慢性病病程长，一旦得病基本伴随终身。规范管理慢性病患者，可以平稳控制患者病情，减少并发症发生，让慢性病患者像健康人一样享受生活，提高患者生活质量。四类慢性病防治行动均突出了健康管理的重要性：心脑血管疾病防治行动强调了高血压、高血糖、高血脂的"三高"共管，同时倡导自我健康管理；癌症防治行动强调个人要接受规范治疗，重视康复治疗，积极处理疼痛，医疗卫生机构要做好患者康复指导，帮助患者进行疼痛管理、长期护理、营养和心理支持，提高癌症患者生存质量；慢性呼吸系统疾病防治行动提出要为慢阻肺高危人群和患者提供筛查干预、诊断、治疗、随访管理、功能康复等全程防治管理服务；糖尿病防治行动强调个人要加强健康管理，社会和政府要为糖尿病患者提供规范的健康管理服务，对患者自我健康管理进行指导。行动还强调了充分利用信息技术丰富健康管理手段，创新健康服务模式，提高管理效果。

第四，基层能力提升是保障。慢性病的筛查和管理主要依靠基层，基层能力是慢性病管理的基本保障。四类慢性病防治行动均对加强基层慢性病防治服务能力提出了要求：心脑血管疾病防治行动提出增加高血压检出的设备与场所，乡镇卫生院和社区卫生服务中心应配备血脂检测仪器；癌症防治行动提出通过疑难病症诊治能力提升工程，加强中西部地区及基层能力，提高癌症防治同质化水平；慢性呼吸系统疾病防治行动提出推动各地为社区卫生服务中心和乡镇卫生院配备肺功能检查仪等设备，做好基层专业人员培训，着力提升基层慢性呼吸系统疾病防治能力和水平；糖尿病防治行动提出提高医务人员对糖尿病及其并发症的早期发现、规范化诊疗和治疗能力。

四类慢性病防治行动既有共性，也根据疾病特点有所侧重和不同。心梗、脑卒中等心脑血管疾病急性发作后及时救治的时间很大程度影响其预后,因此,心脑血管疾病防治行动一方面强调要关注心脑血管疾病的院前急救,开展群众性应急救护培训,完善公共场所急救设施设备配备标准,另一方面强调要加强医院胸痛中心、卒中中心建设,实现院前急救与院内急诊的互联互通和有效衔接,提高救治效率。癌症防治行动除了强调早诊早治,也强调了疾病的规范化诊疗、新技术应用和药物可及性等。慢性呼吸系统疾病防治行动还重点强调了危险因素的防护,除了减少烟草暴露,还包括加强职业防护,避免与有毒、有害气体及化学物质接触,减少生物燃料燃烧所致的室内空气污染,避免大量油烟刺激,室外空气污染严重减少外出或做好戴口罩等防护措施。针对哮喘患者还建议避免接触过敏原和各种诱发因素。糖尿病并发症是导致糖尿病患者残疾或过早死亡的主要因素,因此,糖尿病防治行动强调加强糖尿病并发症的筛查和早期干预,延缓并发症进展,降低致残率和致死率。

传染病防控事关经济社会发展和人民群众生命安全,公众越来越关注重点传染病的防控工作。传染病防控不仅要依靠各级政府、专业机构和医疗卫生工作者,同样需要人民群众的广泛参与,因此,在行动中针对个人和家庭提出倡议,使公众进一步提高健康第一责任人的意识。例如,提高艾滋病、乙肝等科学防范意识,充分认识疫苗对于预防疾病的重要作用,文明养犬、养猫,流感流行季前高危人群接种流感疫苗,养成勤洗手、勤通风等良好卫生习惯等。通过积极倡导,形成群防群控的良好氛围,真正实现人民共建共享。

艾滋病防治工作不仅是一个公共卫生问题,也是一个社会问题,行动不仅强调个人应当掌握防治知识和减少危险行为等,也从社会角度提出了动员支持社会各界和社会组织发挥优势积极参与艾滋病防治工作,同时在政府层面突出重点人群和重点环节,提出了落实血站血液艾滋病、乙肝、丙肝病毒核酸检测全覆盖,预防艾滋病、梅毒和乙肝母婴传播措施全覆盖和感染者救治救助政策，综合提高预防艾滋病宣传教育的针对性、综合干预的实效性、检测咨询的可及性和随访服务的规范性的要求，以实现将我国艾滋病疫情持续控制在低流行水平的目标。

在结核病防控方面，行动提出"肺结核发病率下降到55/10万以下，并呈持续下降趋势"的目标，强调传染性肺结核患者应做好隔离措施，针对政府和社会提出加强重点地区、重点人群的筛查，及时发现并规范治疗结核病患者，并提供全疗程健康管理服务的行动要求。为落实结核病防控措施，国家卫生健康委、国家发展改革委等8部门联合印发《遏制结核病行动计划（2019—2022年）》，进一步提出六大行动，有效遏制结核病的流行和危害。

在地方病和寄生虫病防控方面，行动提出"到2020年消除疟疾并持续保持；到2022年有效控制和消除血吸虫病危害，到2030年消除血吸虫病；到2020年持续消除碘缺乏危害；到2030年保持控制和消除重点地方病"等目标，要求政府和社会继续针对性实施改水、搬迁、换粮、推广低氟砖茶、改炉改灶等地方病防治措施，加强地方病现症患者救治和帮扶；开展寄生虫病综合防控，加强环境卫生治理，强化传染源管控关键措施，降低农村寄生虫病流行区域人群感染率。

通过行动的实施，充分发挥个人、家庭、社会、政府在重大疾病防控中的合力和作用，共同为推进健康中国建设，早日实现使群众不生病、少生病，提高群众生活质量的根本目标而努力。

（二）热点问答

1. 居民应当如何做好个人的健康管理

"每个人是自己健康第一责任人"，做好自我健康管理不仅是为了获得健康，也是自己的责任。首先要增强责任感，必须认识到健康要自己参与、自己负责。要主动自觉地了解疾病的危害，增强保护意识。要了解疾病的防治知识，以便主动回避。比如摄盐量高易导致高血压，摄入脂肪多易引起血脂异常，应减少盐和脂肪的摄入。要配合医务人员对罹患的疾病进行管理，定期检测。要增加对伪科学的鉴别能力，避免延误病情，造成不必要的损失。

2. 心脑血管疾病防治行动中提到了高血压、高血糖、高血脂"三高共管"，"三高共管"的意义是什么

高血压、糖尿病、血脂异常是心血管病的主要危险因素，当这几个因素并存时心血管病的风险更高。《中国居民营养与慢性病状况报告（2015年）》提示，我国18岁及以上居民高血压患病率为25.2%，糖尿病患病率为9.7%，血脂异常患病率为40.4%。

这三种危险因素有着共同的患病基础，都与不良生活行为、不健康饮食习惯有关，而且管理的流程也非常相似。因此，进行齐抓共管，医疗机构可将共性的事宜集中进行指导、健康教育、干预，提高效率，节约人力、物力及卫生资源。基层防控"三高"的方式是一样的，通过整合服务流程，一站式解决问题，避免了多头操作带来的多次检查、多次就诊等不便，提高患病人群的体验感和依从性，体现"以患者为中心"的理念。从另一个角度来讲，也可以提高基层医疗卫生机构的能力，进而有效改善"三高"的控制状况，提高达标率，最终达到降低心血管病风险的目的，减少心脑血管疾病的发病率、复发率和死亡率。通过"三高共管"，也可以向全社会传递慢性病控制的理念，让更广泛的人群参与到心脑血管疾病防治中来。

3. 为什么心脑血管疾病防治行动中提出公共场所提供急救自动体外除颤器（AED）设备

心血管病是我国居民健康的重大威胁，占人群死亡率的第一位。中国心血管病年报提示，我国心血管病现患人数2.9亿，其中脑卒中1 300万、冠心病1 100万。心血管病人群发生猝死的风险很高，数据显示，大概80%的猝死都是发生在医院外，而且80%

的猝死源于心搏骤停。因而早期复律对于猝死急救就至关重要。自动体外除颤器（AED）设备主要就是通过体外除颤，使目标对象恢复自主心律、正常心律，从而有望挽救生命。新型的 AED 自动化程度高，操作简单，经过培训后大多数普通群众可以使用。在人群密集场所、集散地，配备这一设备，对有效提高非医疗场所下猝死的急救效果起到积极作用，也将造福于广大群众。此外，进行早期疾病的诊治预防，是更为有效的手段。广大群众应牢记，并自觉行动起来。

4. 是否所有的癌症都适合进行筛查，目前我国哪些癌症有明确的筛查方法

并不是所有癌症都适合筛查，一种检查方法用于临床癌症筛查必须同时具备以下几点：①有效性及特异性，可以相对灵敏地发现某种癌症及癌前病变；②安全性，没有明显副作用；③可操作性，经济方便，可以用于大量人群的筛查。

目前，针对乳腺癌、宫颈癌、肺癌和结直肠癌四种癌症，国际上已有较明确的筛查指南，指导对特定人群开展癌症早期筛查工作，推荐使用筛查方法如下：①乳腺癌：超声和 X 线造影（钼靶）；②宫颈癌：宫颈涂片（巴氏涂片）和 HPV 检测；③肺癌：高危人群中低剂量螺旋 CT 筛查；④结直肠癌：粪便潜血试验（FIT）和结肠镜检查。

由于我国癌谱分布特殊，除以上四种适合进行人群筛查的癌症外，国家针对严重影响我国居民健康的其他主要恶性肿瘤，如上消化道癌和肝癌高危人群开展筛查工作，推荐使用筛查方法如下：①上消化道癌：内镜检查；②肝癌：甲胎蛋白（AFP）检测和 B 超检查。

5. 目前我国癌症早诊早治有哪些重点项目

自 2005 年开始，国家先后启动重大公共卫生专项——农村癌症早诊早治项目（在全国农村地区开展食管癌、胃癌、肝癌、结直肠癌、肺癌和鼻咽癌筛查)、淮河流域癌症早诊早治项目(在河南、江苏、安徽和山东 4 省开展食管癌、胃癌和肝癌筛查)、两癌筛查项目(对农村贫困地区妇女开展乳腺癌和宫颈癌筛查)、城市癌症早诊早治项目(在城市地区对肺癌、乳腺癌、上消化道癌、肝癌和结直肠癌高危人群进行筛查)。

筛查和早诊早治是重要的二级预防手段。这些重点项目的实施,一方面清楚了解主要癌症筛查手段在中国人群的应用效果,为制定符合我国不同人群特征的筛查和早诊早治策略提供决策依据;另一方面通过项目实施,建立了全国三级癌症防控网络,提升了基层医疗机构的早诊早治能力,形成抗癌防癌网络,更好地保障健康中国策略的实施。

6. 公众如何在生活中预防癌症

(1)尽早关注癌症预防:学习掌握《癌症防治核心信息及知识要点》,积极预防癌症发生。

(2)践行健康生活方式:戒烟限酒、平衡膳食、科学运动、心情舒畅可以有效降低癌症发生。

(3)减少致癌相关感染:保持个人卫生和健康生活方式、接种疫苗可以避免感染相关的细菌和病毒,从而预防癌症的发生。

(4)定期防癌体检:规范的防癌体检是发现癌症和癌前病变的重要途径。

(5)密切关注癌症危险信号:出现身体异常症状时建议及时就医。

(6)接受规范治疗:癌症患者要到正规医院进行规范化治疗,不要轻信偏方或虚假广告,以免贻误治疗时机。

(7)重视康复治疗:要正视癌症,积极调整身体免疫力,保持良好心理状态,达到病情长期稳定。

(8)合理膳食营养:癌症患者的食物摄入可参考《恶性肿瘤患者膳食指导》。

7. 现阶段我国慢性呼吸系统疾病的流行状况如何

世界卫生组织定义慢性呼吸系统疾病是以慢阻肺和哮喘为代表的一系列疾病，慢性呼吸系统疾病与心脑血管疾病、恶性肿瘤、糖尿病这三大常见疾病一起，被世界卫生组织并称为"四大慢病"。我国慢性呼吸系统疾病流行形势非常严峻，最新流行病学调查数据显示，我国40岁及以上人群慢阻肺患病率为13.6%，总患病人数近1亿，哮喘患者超过3000万，仅这两类慢性呼吸系统疾病就构成了巨大的国民健康危害。

8. 肺功能检查在慢性呼吸系统疾病防治中的作用是什么

肺功能检查是慢阻肺和哮喘的确诊检查，就像诊断高血压要用血压计一样，诊断慢阻肺和哮喘要做肺功能检查。我国的肺功能检查率非常低下，研究发现人群中做过肺功能检查的比例只有9.7%；在确诊慢阻肺的患者中，仅有12%接受过肺功能检查。我国基层医务人员缺乏肺功能检查意识，医生对肺功能的重要性认识不足，血糖检测，血压测量，心电图、X线胸片检查在基层很普遍，但肺功能检查往往被忽视，没有作为常规检查方法。另外，许多基层医疗机构没有肺功能检查设备，一台便携式肺功能检查设备的价格并不比一台多导心电图机贵，应该作为基层医疗机构的"标配"。国家近几年出台的卫生政策已明确提出肺功能检查要进入常规体检、进入基层医疗机构，进行慢性呼吸系统疾病的筛查。这次慢性呼吸系统疾病防治行动也特别强调了肺功能检查的重要性，从国家层面要求基层医疗机构都配备简易便携式肺功能检查设备，以便早期筛查慢性呼吸系统疾病患者，早期干预和治疗。

9. 我国艾滋病疫情发展是什么趋势，艾滋病防控的主要举措是什么

经过努力，我国艾滋病防治工作取得了显著成效，经注射吸毒传播、输血传播和母婴传播得到有效控制，艾滋病感染者和患者发现率大幅提升、病死率显著降低，重点地区疫情快速上升势

头得到基本遏制，受艾滋病影响人群生活质量不断提高，社会歧视进一步减轻，全国整体疫情继续控制在低流行水平，有力保障了人民群众的身体健康。

当前，性传播作为我国艾滋病主要传播途径，波及范围广泛，影响因素复杂多样，防治形势依然严峻，防治任务更加艰巨。

下一步，要加强协调落实，强化政府主体责任，夯实部门职责，调动全社会力量，在巩固现有防控成效的基础上，聚焦艾滋病性传播，树立"每个人是自己健康第一责任人"的理念，突出重点地区、重点人群和重点环节，创新防治策略，注重疾病防控、社会治理双策并举，精准实施防控工程，有效控制性传播，保护人民群众健康。

10. 为何设定到 2022 年全国肺结核发病率下降到 55/10 万以下这个目标，实现目标面临的挑战是什么

这是充分考虑我国国情而设立的指标值。指标值的设立是我国对世界卫生组织提出的"终止结核病流行策略"终极目标（到 2035 年，结核病发病率＜10/10 万）的呼应，也是结核病防控工作中的一个阶段性目标。

我国是全球结核病高负担国家，2017 年我国结核病估算发病率为 63/10 万，尽管远低于全球 133/10 万的平均水平，但要实现发病率的下降，仍然面临诸多挑战：一是我国人口基数大，估算结核病新发病人数约占全球的 8.9%，位居全球第二位；二是我国地域广阔，各地的结核病防控水平存在差异，特别是中西部贫困、边远和少数民族聚集地区，结核病疫情防控形势依然严峻；三是我国人口老龄化趋势加剧，流动人口规模不断激增，都对结核病防控带来了新的挑战。

11. 当前，流感疫苗接种效果如何

由于流感病毒容易变异，加上流感疫苗具有的预测性生产、生产周期长、每年均须接种等特点，总体来说，流感疫苗属于中等保

护效果的疫苗，保护效果不如麻疹、脊髓灰质炎、乙肝等免疫规划类疫苗。但是由于人群对流感病毒普遍易感，缺乏特异有效的防护手段，因此目前仍将接种流感疫苗作为预防流感的重要手段。建议公众特别是儿童、老年人、慢性病患者等要在流感流行季到来前主动接种流感疫苗。

12. 地方病防控行动的目的和主要举措是什么

地方病防控行动的主要目的：一是全面落实地方病防治措施，控制和消除地方病危害。目前，全国还有 4 000 多个饮水型氟中毒病区村需要进一步改水或巩固提升改水效果；大部分饮茶型地氟病病区低氟砖茶覆盖率不高；某些省份合格碘盐食用率达不到90% 的县的数量逐年增加。二是加强地方病现症患者救治力度，助力实现全面小康。据初步统计，目前在地方病的历史重病区，有成人大骨节病患者 17.7 万人，氟骨症患者 31.9 万人，砷中毒患者 0.86 万人，克汀病患者 0.8 万人。地方病是病区群众因病致贫、因病返贫的重要原因之一，影响了这些患者及其家庭的脱贫致富。

针对上述问题，国家卫生健康委将坚持以人民为中心、以健康为根本的思想，将地方病防治工作与扶贫攻坚和乡村振兴紧密结合，联合有关部门将各项工作抓好、抓实、抓出成效。重点开展以下几项工作。

一是全面落实预防措施，持续巩固防控成果。对饮水型氟砷中毒高发地区，完成改水工程建设；对居住分散、改水成本高的，可结合脱贫攻坚进行搬迁。对饮茶型地氟病高发地区，支持地方政府采取定点生产、财政补贴等措施，降低低氟砖茶价格，推广低氟砖茶。对燃煤型氟砷中毒高发地区，在有条件的地方推广清洁能源，不燃用高氟（砷）的煤，引导群众进行改炉改灶并使用改良炉灶。对大骨节病高发地区，制定针对病区 2～6 岁儿童的专项营养及换粮政策，确保儿童食用非病区粮食。在尊重群众意愿的基础上，将仍有新发病例的病区村进行整体搬迁。

二是开展地方病患者综合帮扶和救治工作。做好大骨节病、氟骨症等重症患者的救治帮扶，对于符合农村贫困人口条件的患者，按照健康扶贫有关政策要求，加强综合防治和分类救治。对大骨节病、氟骨症等患者进行残疾评定，将符合条件的纳入残疾保障范围和最低生活保障范围。

三是加强地方病健康教育工作，提高病区居民防病能力，远离疾病危害。大骨节病病区居民尽量购买商品粮，不食用自产粮。克山病病区居民养成平衡膳食习惯，碘缺乏地区居民食用碘盐，牧区居民饮用低氟砖茶。饮水型氟砷中毒地区居民饮用改水后的合格水，做好自家管道维护；燃煤污染型氟砷中毒地区居民要尽量使用清洁能源或改良炉灶。

13. 目前，我国输入性寄生虫病防控有哪些新的挑战

伴随我国在国际舞台上发挥越来越重要的作用，走出国门参与国际事务、经商、旅游的人越来越多，加之国外人员大量来华工作、学习和交流，输入性寄生虫病也伴随而来，而且呈逐年增多的趋势。例如疟疾，2017年，我国已没有本地感染的疟疾病例报告，疫情报告的2 858例疟疾病例均为输入性，且大部分是我国的归国居民。

血吸虫病也是非常重要的输入性疾病，我国流行日本血吸虫病。日本血吸虫病主要流行在亚洲国家，除我国外，还有东南亚的菲律宾、印尼等。而非洲地区和南美洲地区主要流行的是曼氏血吸虫病和埃及血吸虫病。根据统计，1979—2013年间，我国共报告输入性血吸虫病病例有426例，涉及埃及和曼式血吸虫病，患者包括外籍人士、我国在外务工归国人员等。

其他的输入性寄生虫病，如非洲锥虫病，也叫非洲睡眠病、昏睡病，主要流行于非洲地区。我国于2014年和2017年共报告3例输入病例。比如福建的病例，去往非洲某国旅游，到草原上看野生动物，被一种叫采采蝇的昆虫叮咬，回国后高热，以为患上了疟

疾。福建省疾控中心在送检的血样中查到了锥鞭毛体,经中国疾病预防控制中心寄生虫病所的专家鉴定为罗得西亚锥虫,因早诊断,患者得到了很好的救治。罗得西亚锥虫引起的非洲锥虫病,起病急、发展快,如未能早期诊断、及时治疗,病死率极高。另一种引起非洲锥虫病的病原体是冈比亚锥虫,患者主要表现为发热、倦怠、嗜睡,最后就是昏睡,病程较长。非洲锥虫病的传播媒介是采采蝇,目前我国没有分布。其他可能的输入性寄生虫病还有黑热病、皮肤利什曼病、淋巴丝虫病、盘尾丝虫病、罗阿丝虫病、旋毛虫病、片形吸虫病等。这些寄生虫病多是蚊媒传播,或是食源性、水源性传播。

总之,出国旅游、经商、投资或访问,应做好自身防护,避免野营露宿、蚊虫叮咬、河中游泳,不要生食或半生食动物性食品等,以防止寄生虫感染。另外,寄生虫病可防可治,如怀疑寄生虫病感染,请尽早前往专业医疗卫生机构检查,尽早做到准确诊断和及时治疗。

70检